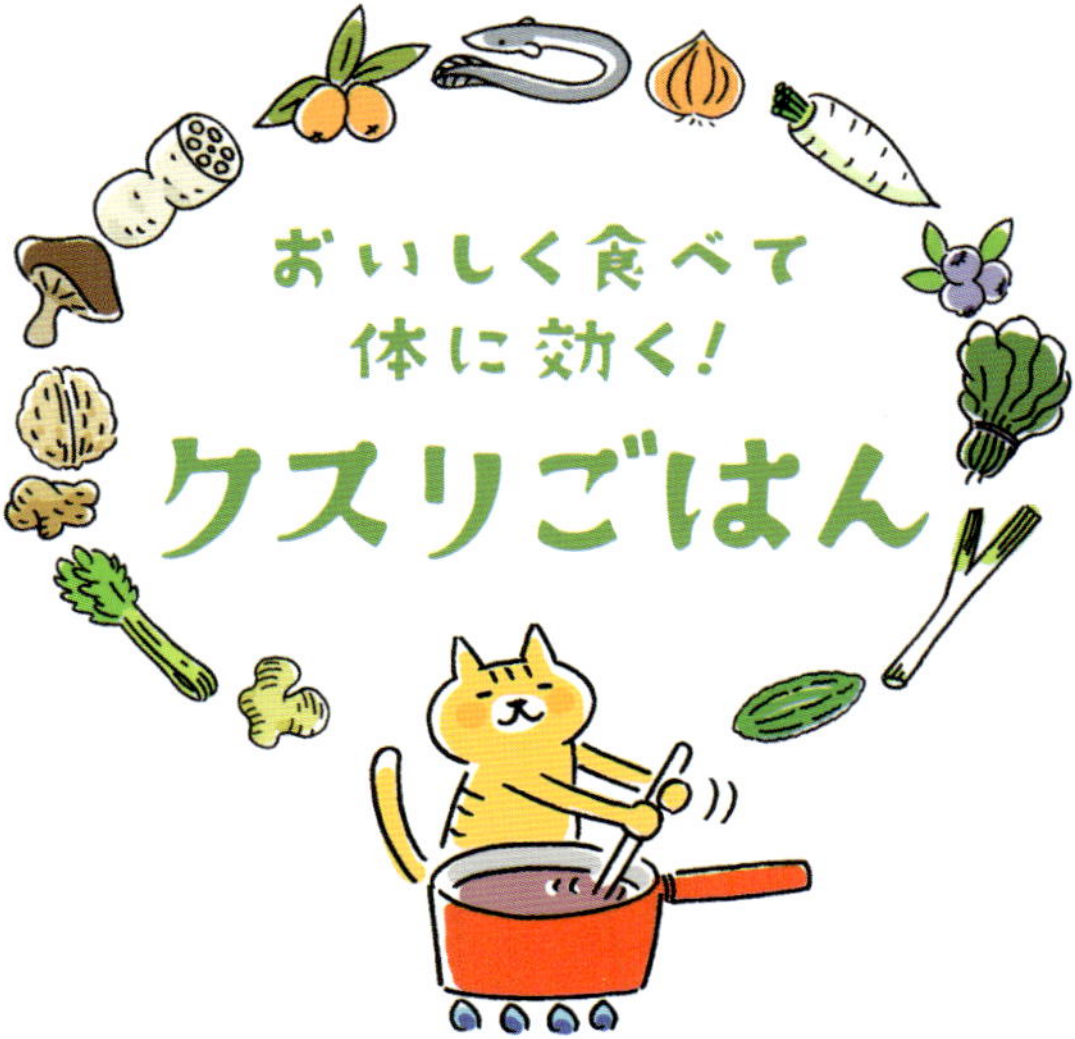
おいしく食べて
体に効く！
クスリごはん

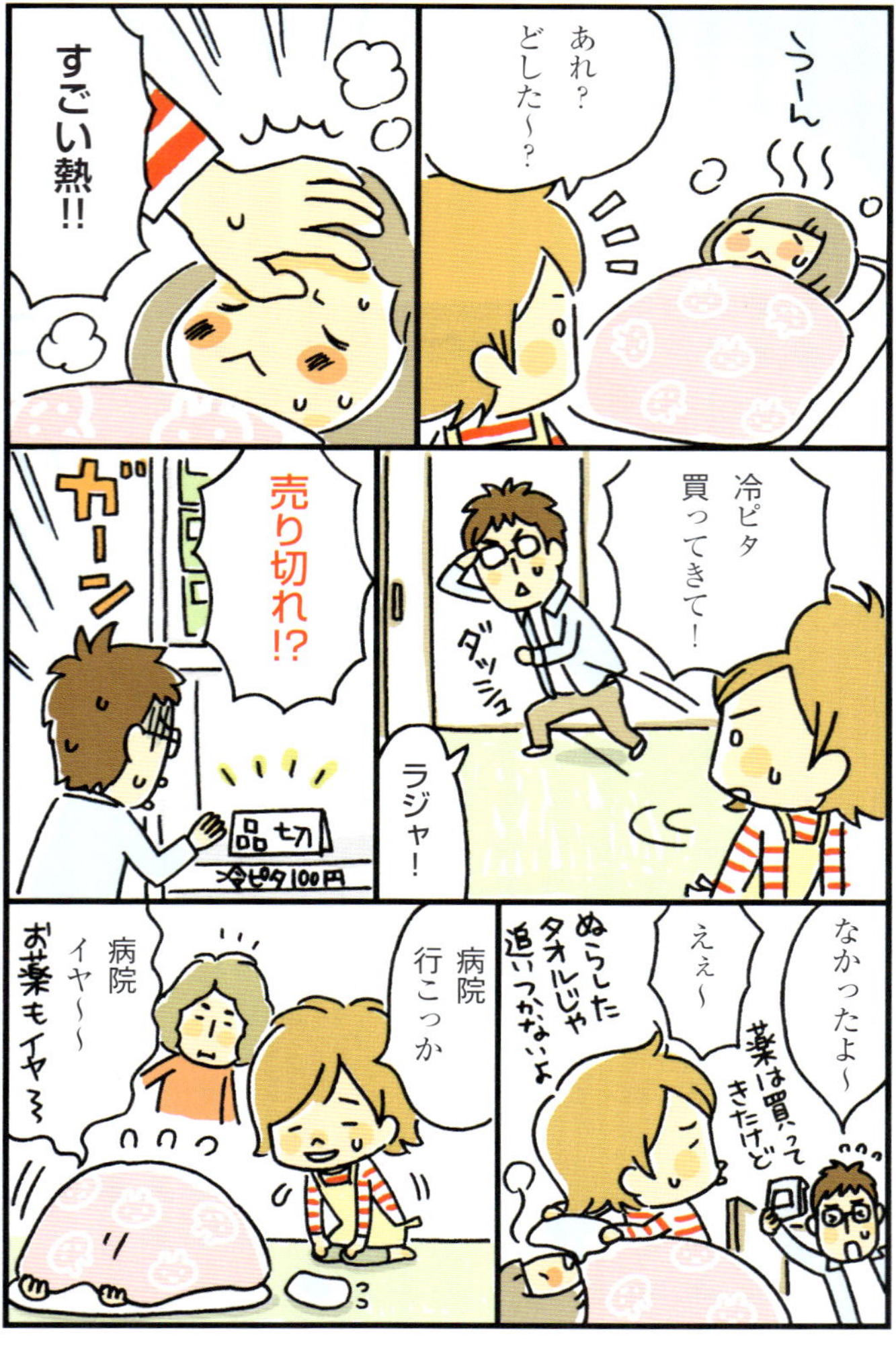

うーん
あれ？どした〜？
すごい熱!!
冷ピタ買ってきて！
ダッシュ
ラジャー！
ガーン
売り切れ!?
品切
冷ピタ100円
なかったよ〜
薬は買ってきたけど
ええ〜
ぬらしたタオルじゃ追いつかないよ
病院行こっか
病院イヤ〜〜
お薬もイヤ〜

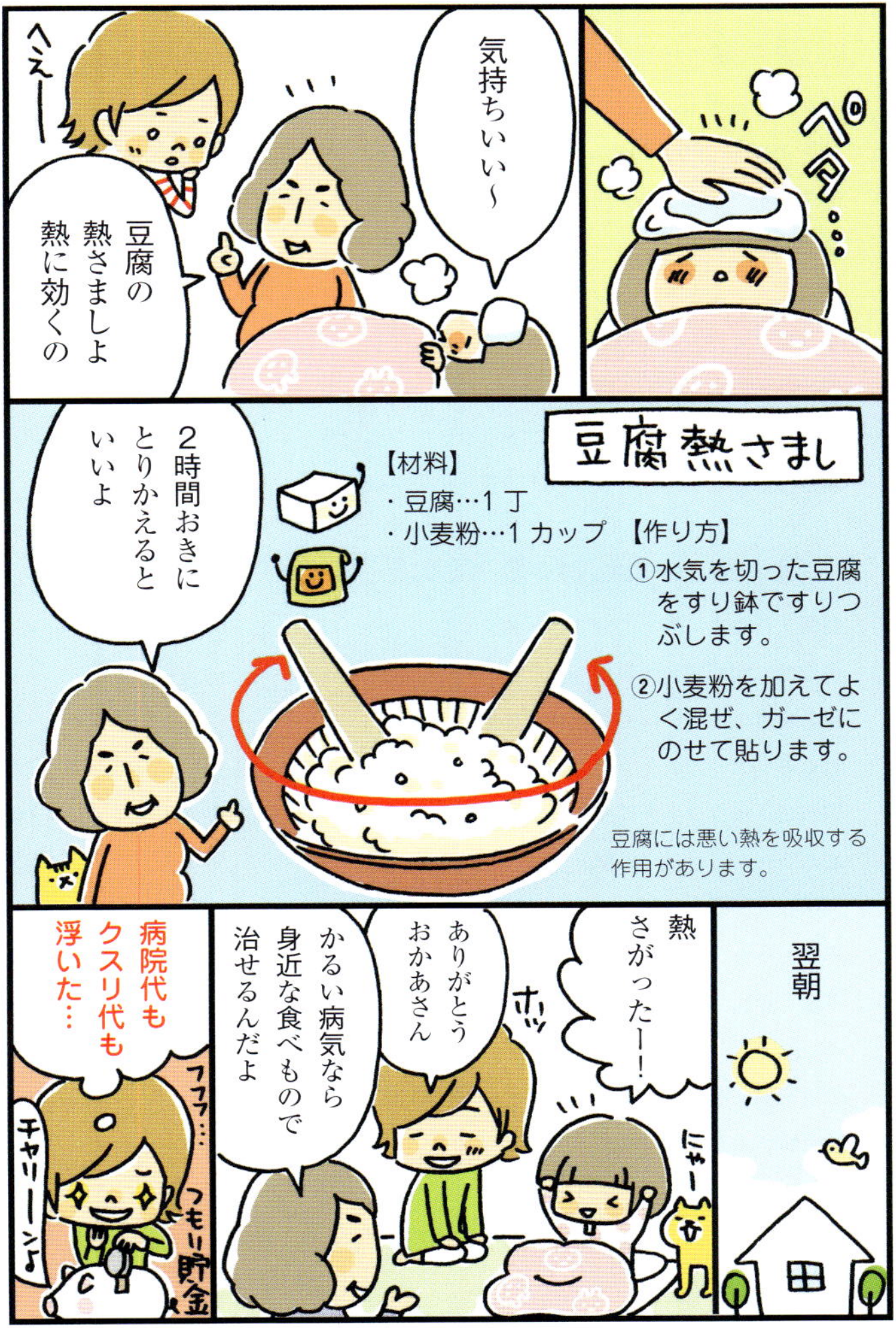
ペタ…
気持ちいい〜
豆腐の熱さましよ 熱に効くの
へぇー
豆腐熱さまし
【材料】
・豆腐…1丁
・小麦粉…1カップ
【作り方】
①水気を切った豆腐をすり鉢ですりつぶします。
②小麦粉を加えてよく混ぜ、ガーゼにのせて貼ります。
豆腐には悪い熱を吸収する作用があります。
2時間おきにとりかえるといいよ
翌朝
熱さがったー!
ホッ
にゃー
ありがとうおかあさん
かるい病気なら身近な食べもので治せるんだよ
病院代もクスリ代も浮いた…
フフフ…
つもり貯金
チャリーン♪

第1章　かぜ・アレルギーに効く食べものとレシピ

第2章　疲れに効く食べものとレシピ

第３章　胃腸・泌尿器に効く食べものとレシピ

第４章　美容にいい食べものとレシピ

第５章　婦人病に効く食べものとレシピ

第６章　子どもの病気に効く食べものとレシピ

登場人物紹介

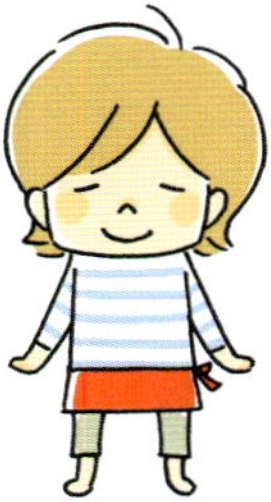

ケロミ

明るいママ。
家族の健康を守るため
日々の食生活に
気をつけている。
お姑さんとはぼちぼち
上手くやっている。

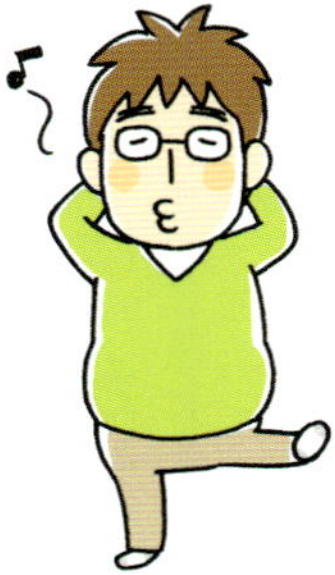

ヒロシ

一家の大黒柱。
仕事に追われる日々。
運動不足から
少々メタボ気味のため
家族の協力のもと
ダイエットに挑戦中。

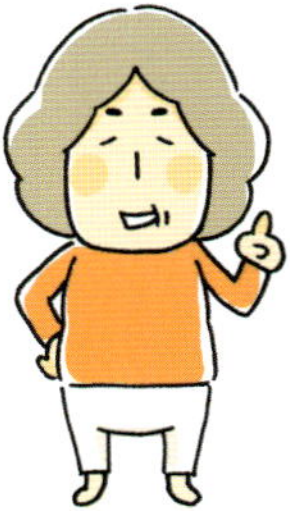

ばーば

健康第一！
元気なお姑さん。
だてに長く生きてる
わけじゃない、
食材の知識が豊富な
我が家の知恵袋。

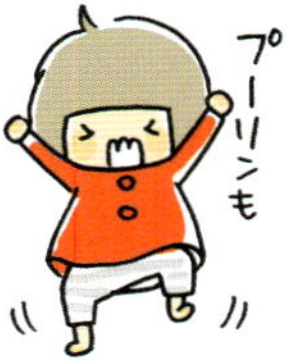

プーリン

パパ大好きな
お姉ちゃん。
人の食べてるものが
欲しくなっちゃう
食いしん坊。
おねだり攻撃が得意。

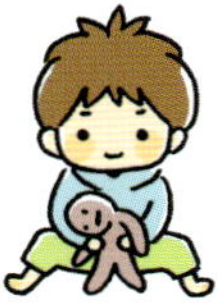

ダイちゃん

よく笑いよく泣く
小さな弟くん。
幼くして
無類の猫好きで
にゃんこ先生を
追いかけ回す。

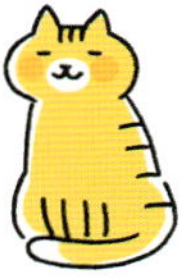

にゃんこ先生

我が家のアイドル猫。
自分を人間だと
思っている。
人間が食べている
ものを横からねらう
癖がある。

第1章

かぜ・アレルギーに効く食べものとレシピ

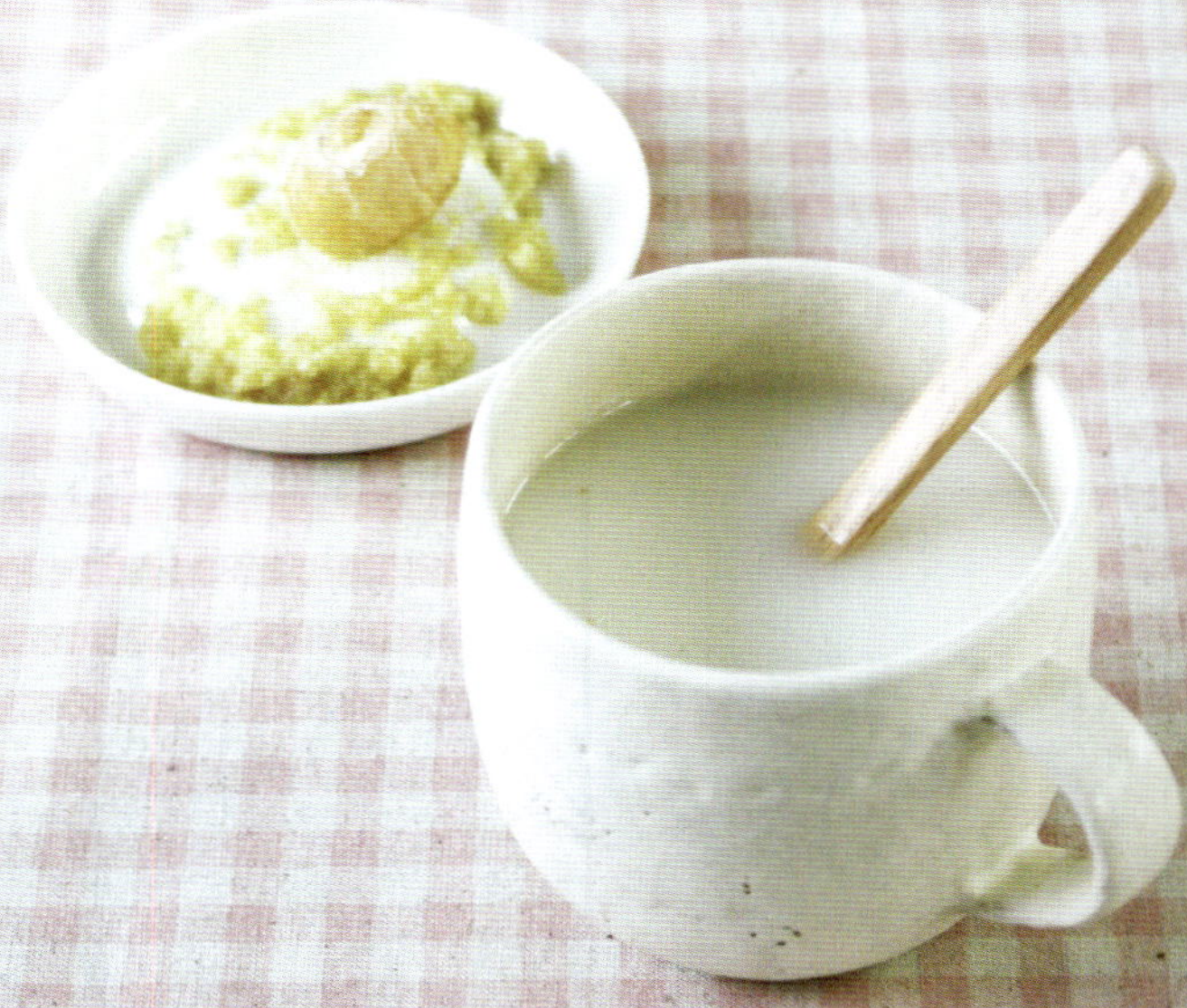

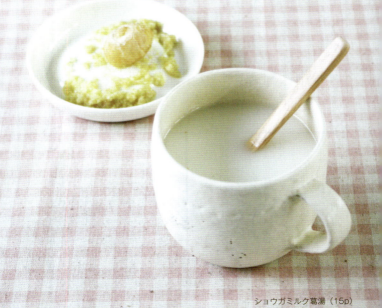

ショウガミルク葛湯（15p）

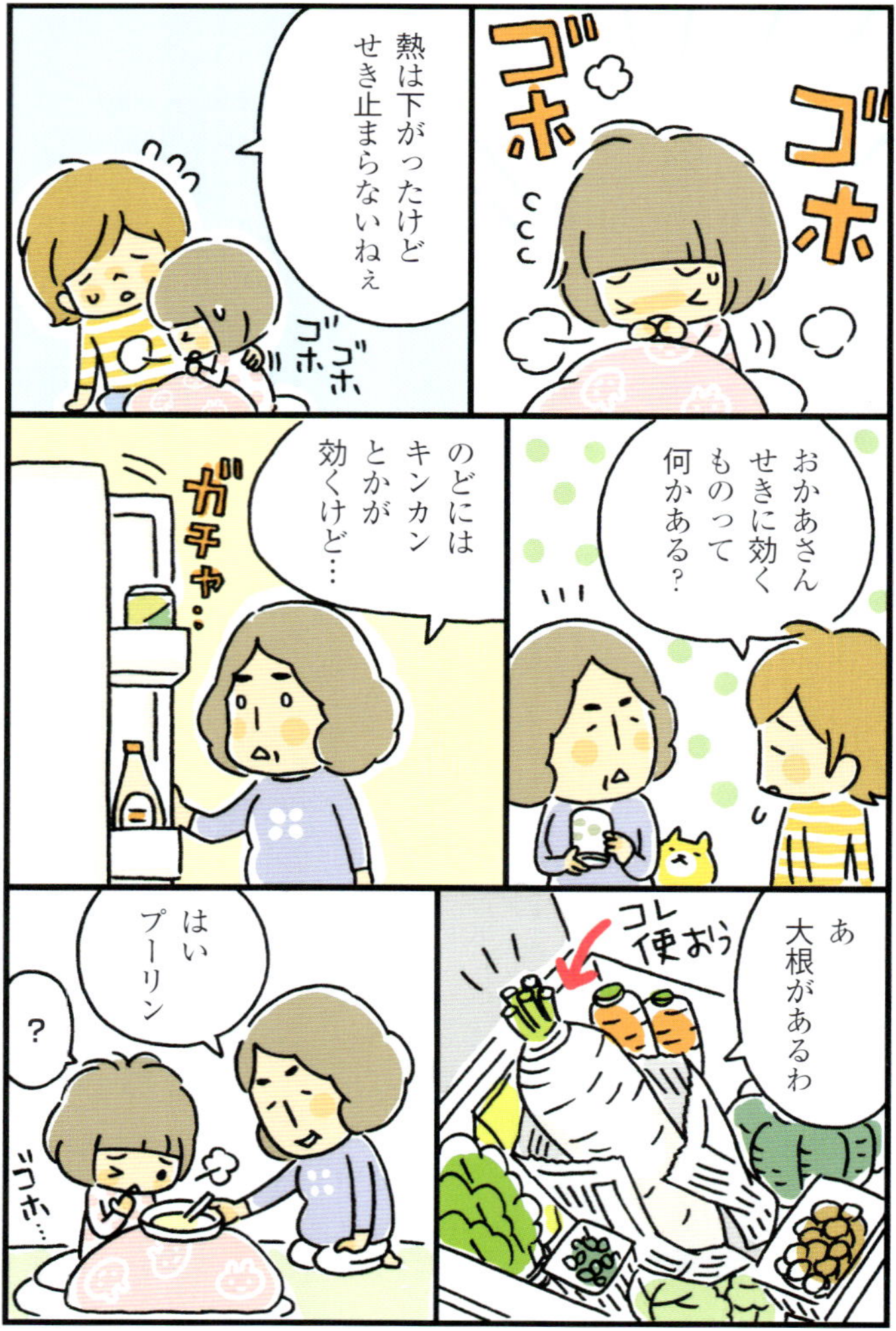
ゴホ
ゴホ
熱は下がったけど
せき止まらないねぇ
ゴホゴホ
おかあさん
せきに効くものって何かある？
のどにはキンカンとかが効くけど…
ガチャ…
あ
大根があるわ
コレ使おう
はい
プーリン
？
ゴホ…

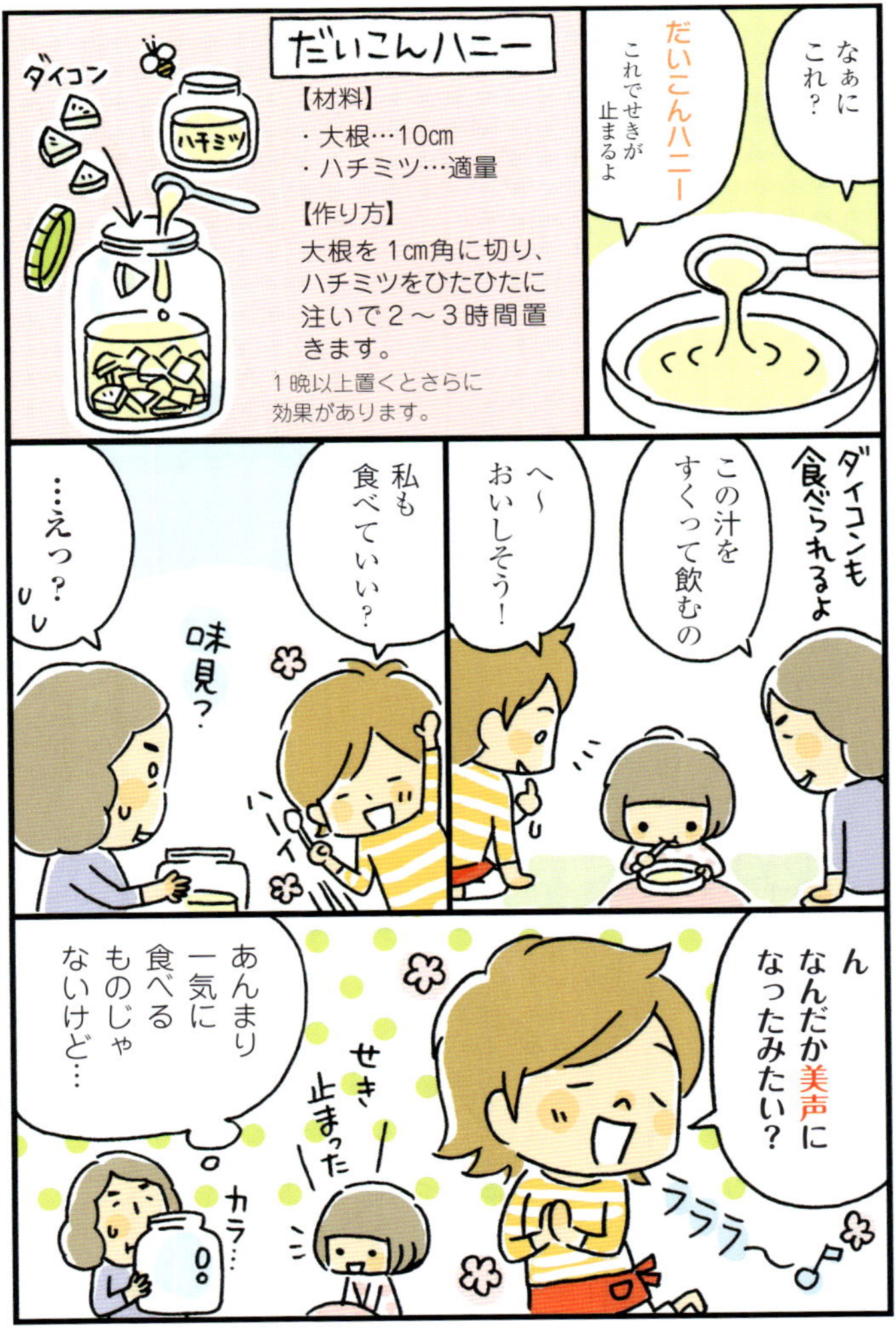
なぁにこれ？
だいこんハニー
これでせきが止まるよ
だいこんハニー
【材料】
・大根…10㎝
・ハチミツ…適量
【作り方】
大根を1㎝角に切り、ハチミツをひたひたに注いで2～3時間置きます。
1晩以上置くとさらに効果があります。
ダイコン
ハチミツ
ダイコンも食べられるよ
この汁をすくって飲むの
へ～おいしそう！
私も食べていい？
味見？
…えっ？
ん なんだか美声になったみたい？
ラララ～
せき止まった
あんまり一気に食べるものじゃないけど…
カラ…

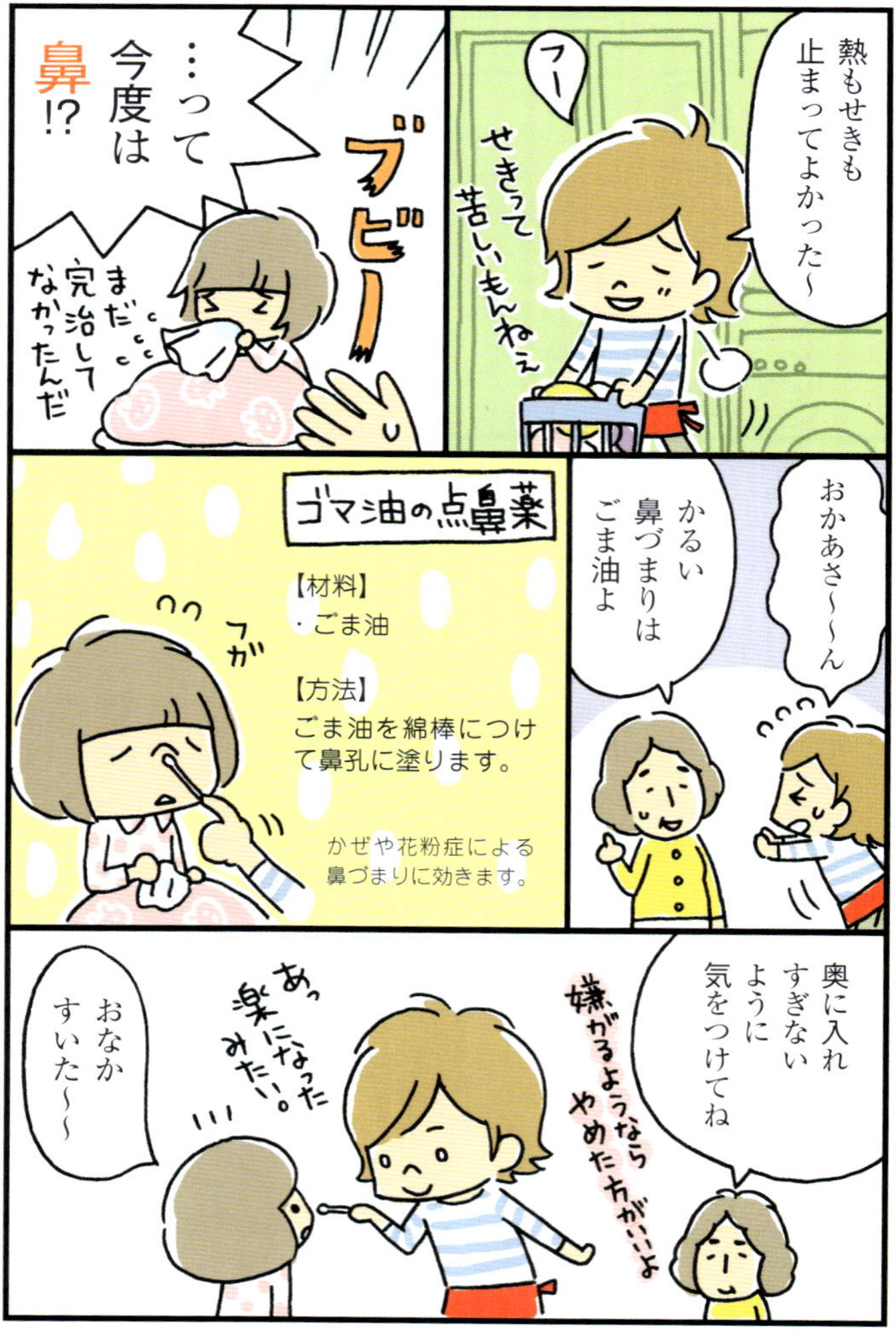
熱もせきも止まってよかった〜
フー
せきって苦しいもんねぇ
ブビー
…って今度は鼻!?
まだ完治してなかったんだ
おかあさ〜〜ん
かるい鼻づまりはごま油よ
ゴマ油の点鼻薬
【材料】
・ごま油
【方法】
ごま油を綿棒につけて鼻孔に塗ります。
かぜや花粉症による鼻づまりに効きます。
フガ
奥に入れすぎないように気をつけてね
嫌がるようならやめた方がいいよ
あっ楽になったみたい。
おなかすいた〜〜

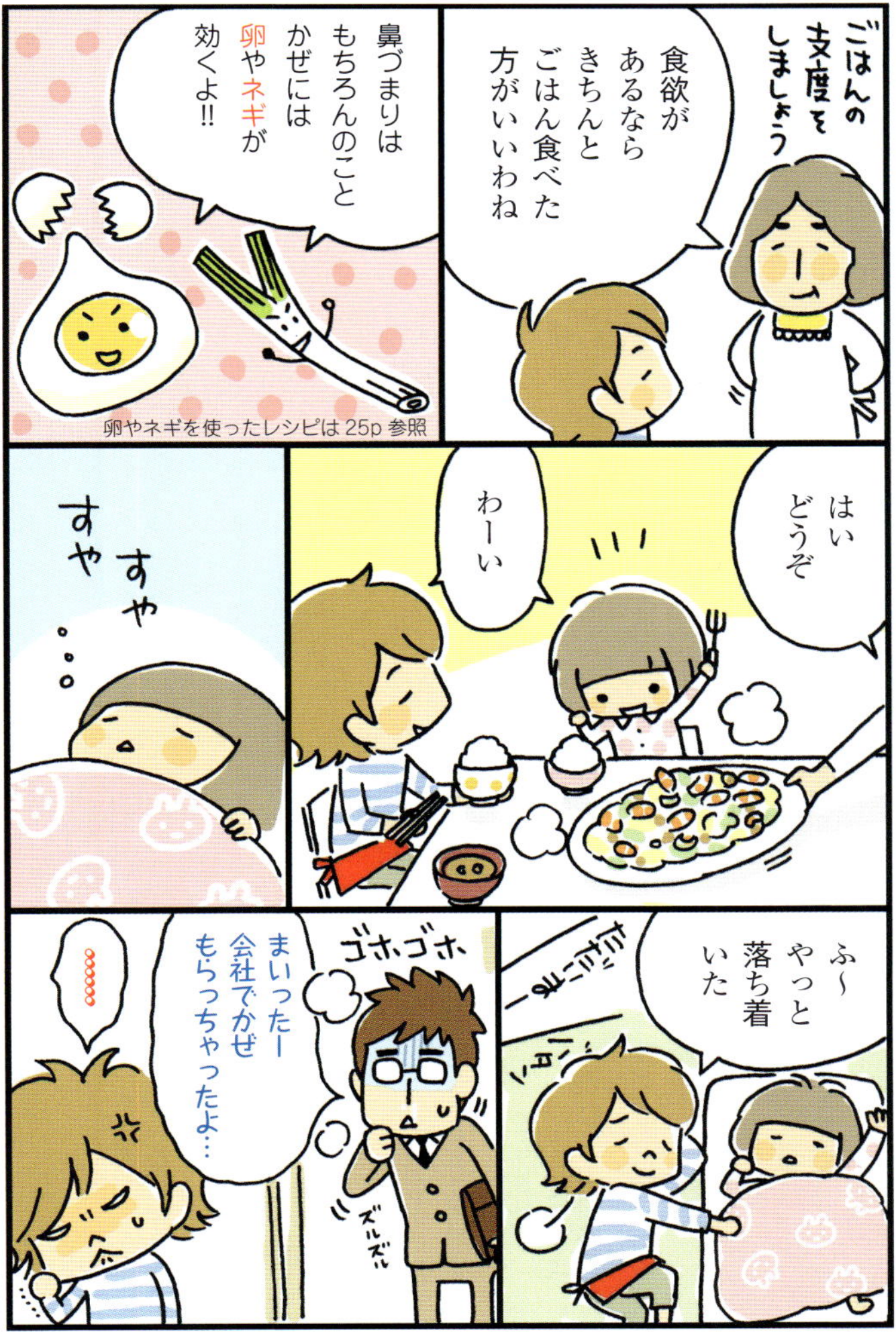
ごはんの支度をしましょう
食欲があるならきちんとごはん食べた方がいいわね
鼻づまりはもちろんのことかぜには卵やネギが効くよ!!
卵やネギを使ったレシピは25p参照
はいどうぞ
わーい
すやすや…
ふ～やっと落ち着いた
ただいまー
ゴホゴホ
まいったー会社でかぜもらっちゃったよ…
ズルズル
……

かぜ

抵抗力を高め 体を温めるのがカギ

かぜはウイルスが体内に侵入し、疲労や睡眠不足などで体力が落ちている時に発病することがほとんどです。悪化すると、肺炎や気管支炎へ発展する可能性もあるので、症状が軽いうちに対処しましょう。ウイルスへの抵抗力を高めるビタミンC・Aを多く含むものや、体を温める食べものを摂ることが、かぜを早く治すポイントとなります。

ショウガ

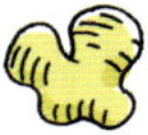

発汗・解熱作用に優れているので、かぜのひき始めに効果的。体を温める効果も抜群で、せきやのどの痛みを抑える働きもあります。また、殺菌作用もあるので、ウイルスの撃退に役立ちます。

シイタケ

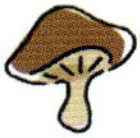

干しシイタケに含まれるレンチナンという物質に、抗ウイルス作用があります。生のシイタケを家庭で干して、干しシイタケを作るのもよいでしょう。天日に干すことで、ビタミンDの含有量も増加します。

ネギ

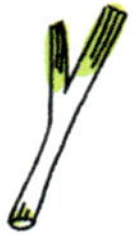

ネギには硫化アリルという物質が含まれ、血行をよくして発汗を促す効果があります。汗が出ることにより熱を下げる働きもあり、ビタミンCも豊富なので、かぜの発熱時に摂りたい食べものです。

葛

葛の根は、漢方で葛根といい、特に地下の深い部分から採れたものに薬効があります。葛は体を温める効果が高く、体内の血行を促進するので、かぜのひき始めの頭痛などにも有効です。

葛で温か効果が長く効く！

ショウガミルク葛湯

材料
ショウガ…1かけ
葛粉…大さじ1
ハチミツ…適量
牛乳…150mℓ

作り方
1 ショウガをすりおろし、材料をすべて鍋に入れます。
2 弱火にかけてかき混ぜながら、とろみがつくまで温めます。

※葛とショウガの温め作用により、体がポカポカしてきます。

ナシに解熱・せき止め効果あり

ショウガとナシのジュース

材料
ショウガ…1かけ
ナシ…1個

作り方
1 ショウガをすりおろし、ガーゼなどに包んで汁をしぼります。
2 ナシの皮をむいてすりおろし、ショウガと同様に汁をしぼります。
3 **1**と**2**を鍋に入れ、弱火で温めます。

干しシイタケの旨味を利用して

ネギとシイタケのお吸い物

材料
ネギ…10g　干しシイタケ…2枚
水…200mℓ　塩・しょうゆ…各適量

作り方
1 干しシイタケを100mℓの水（分量外）で戻したら、細切りにし、ネギは小口切りにします。
2 鍋にシイタケと戻し汁・水を入れて中火にかけます。
3 煮立ったら塩・しょうゆで味を調え、ネギを散らして火を止めます。

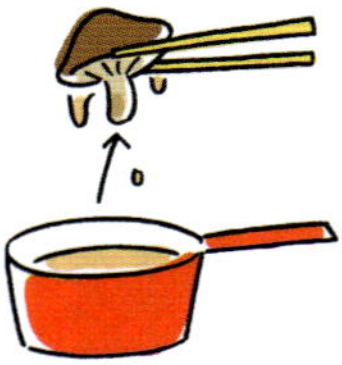

シイタケを戻した水はそのまま取っておきます

食べ合わせ
シイタケ＋ネギ
シイタケの解熱効果と、ネギの発汗作用で、かぜの回復を促します。

のどの痛み

殺菌効果のある食べものを摂ること

のどの痛みは、雑菌による炎症が主な原因です。殺菌効果の高い食べものを摂ることで、症状の改善に役立ちます。

また、のどが乾燥していると、ウイルスや雑菌が繁殖しやすくなるので、水分を充分に摂り、のどを乾燥させないようにしましょう。マスクでのどを保護するのも有効です。

ハチミツ

ハチミツは殺菌作用が高く、雑菌によるのどの炎症を鎮めます。また、のどを潤し、のどの乾燥を防ぐ効果もあり、雑菌の繁殖を抑えます。糖分だけでなく、ミネラルや、ビタミン類も豊富な栄養食材です。

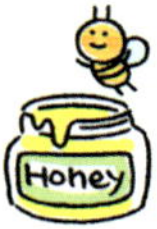

キンカン

冬が旬のキンカンは、のどの炎症を抑え、痛みをやわらげる効果があります。ビタミンCに加えて、ビタミンA・Eやカルシウムも豊富。実よりも皮の方に甘みと栄養が多いので、皮ごと摂るようにしましょう。

ネギを外用して使う

ネギのぬめりのある部分には、のどの痛みや鼻づまりに効く成分が含まれています。

ネギの白い部分に縦に切り込みを入れ、しんなりするまで焼いたものをのどにあてて、ガーゼなどで固定します。また、ネギを細かく刻んでガーゼにくるんだものを、のどにあてておくのも効果的です。揮発性の有効成分が口や鼻から吸い込まれ、のどの痛みを軽減します。

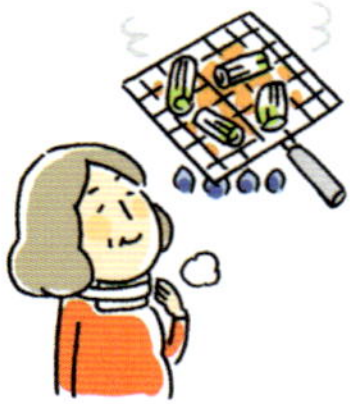

ネギの内側をのどにあてて固定します

殺菌効果の高い食材が炎症をやわらげる

ハチミツ酢

材料　ハチミツ…大さじ１
酢…30mℓ
湯…適量

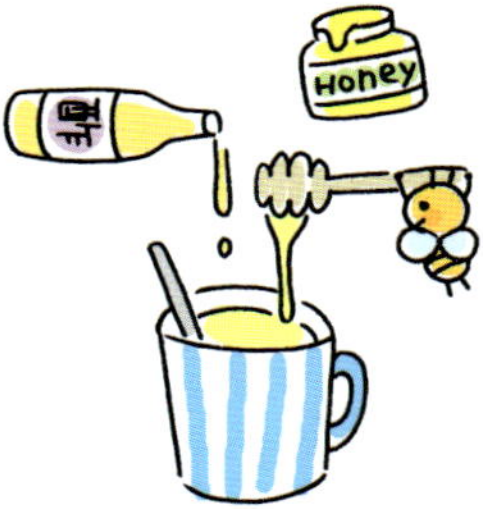
Honey

作り方　１ カップにハチミツと酢を入れ、湯を加えてかき混ぜます。

※酢とハチミツの抗菌作用で、のどの炎症を鎮めます。１日１杯ずつ飲みましょう。

のどの痛みに効果抜群のドリンク

キンカン湯

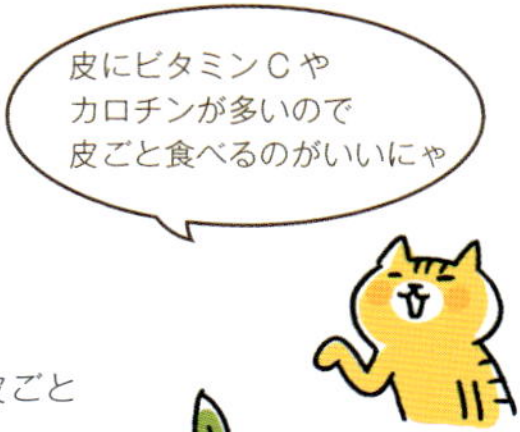
皮にビタミンＣや
カロチンが多いので
皮ごと食べるのがいいにゃ

材料　キンカン…10個
水…500mℓ
ハチミツ…適量

作り方　１ キンカンをよく水洗いし、皮ごときざみます。

２ 鍋に **1** と水を入れて強火にかけ、沸騰するまで煮ます。

３ **2** をこした後、ハチミツを加えて混ぜ、温かいうちに飲みます。

食べ合わせ
キンカン＋ハチミツ

ビタミンＣが豊富なキンカンと、殺菌作用の高いハチミツで、のどの炎症を抑えます。

せき・痰

のどを潤して炎症を鎮めることが有効

せきは、気道がなんらかの刺激を受けた時や、侵入した異物を排出する時に起こる、体の防御的な反応です。痰は、細菌などの異物が分泌液と混ざったもので、順調に排出されず、のどから塊になって出てくるもの。

かぜの時だけでなく、ぜんそくなどによっても起こります。のどを潤し、炎症を抑える食べものを摂ることが肝心です。

レンコン

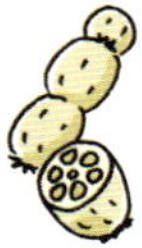

レンコンは、口やのどの乾きを潤し、胃腸の働きを活発にします。生のレンコンのしぼり汁には、気管支の炎症を鎮める効果があるので、せきが止まらない時や、のどが痛い時に服用しましょう。

ナシ

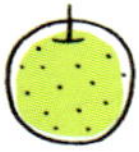

ナシにはせきや痰を鎮め、熱を下げる効果があります。水分が多いので、のどを潤すのに役立ちます。また、ナシに含まれるソルビトールという甘味成分は、冷涼感を生じさせる上、のどの炎症を抑える効果も。

大根

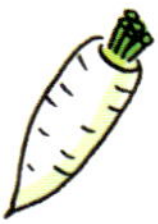

大根は、肺の熱を抑える効果があるため、せきや痰を改善するのに有効です。また、大根に含まれるジアスターゼという消化酵素には消炎作用があり、のどの粘膜に作用し、痛みをやわらげる効果もあります。

せきが止まらない時は

せきが続くと、胸・腹部の筋肉痛や睡眠不足を起こすこともあります。体力を消耗するので、栄養のある食事を心がけましょう。また、冷たいものや炭酸飲料を避け、できるだけ温かいものを飲むことが肝心です。

せきに効く食べものを同時に摂って効果倍増

ナシとレンコンのジュース

材料　ナシ…1 個
レンコン…100g

作り方

1 ナシとレンコンは皮をむき、ぶつ切りにしてミキサーにかけます。

2 なめらかになったら完成です。

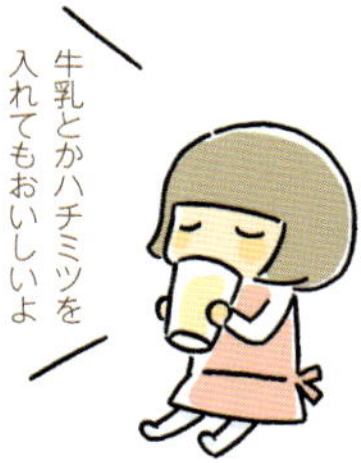

食べ合わせ
ナシ＋レンコン

ナシには解熱作用もあるので、炎症やかぜの熱を取るのにも有効です。

口やのどに潤いを与えてせきを鎮める

レンコンの梅和え

材料　レンコン…50g
シソ…1 枚
梅干し…1 個
みりん…小さじ 1

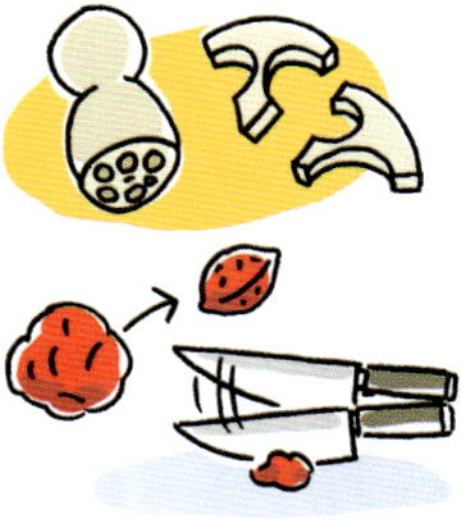

作り方

1 レンコンを薄いイチョウ切りにしてゆでます。

2 シソを千切りにし、梅干しは種を取って包丁でたたきます。

3 シソ・梅干し・みりんを器に入れて混ぜ、水気を切ったレンコンを和えます。

発熱

体を温めて発汗を促すと効果的

発熱の原因はさまざまですが、細菌・ウイルスに感染し、かぜやインフルエンザなどを発病した時に多く見られます。

汗をかくと熱が下がるので、食事の際は体を温める食べものを摂ること。発汗により水分も失うので、充分な水分補給が必要となります。さらに、発熱によって損なわれるビタミンCを補給することも重要です。

ネギ

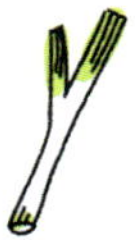

ネギには、体を温めたり、熱を下げたりする効果があります。特に硫化アリルという成分に、発汗作用があることがわかっています。疲労回復効果のあるビタミンB_1の吸収を助けるので、体力の落ちている時に有効な食べものです。

キュウリ

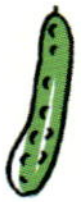

キュウリの成分はほとんどが水分で、体を冷やす効果があります。利尿作用もあり、むくみなどにも有効です。皮に張りがあり、色が濃いものを選びましょう。

ゴーヤ

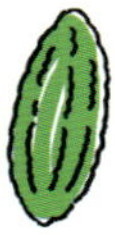

ゴーヤはビタミンCを豊富に含み、利尿作用が高く体内の余分な熱を排出する効果に優れた食べもの。一般的に熱に弱いビタミンCですが、ゴーヤに含まれるビタミンCは熱に強く、加熱調理に向いています。

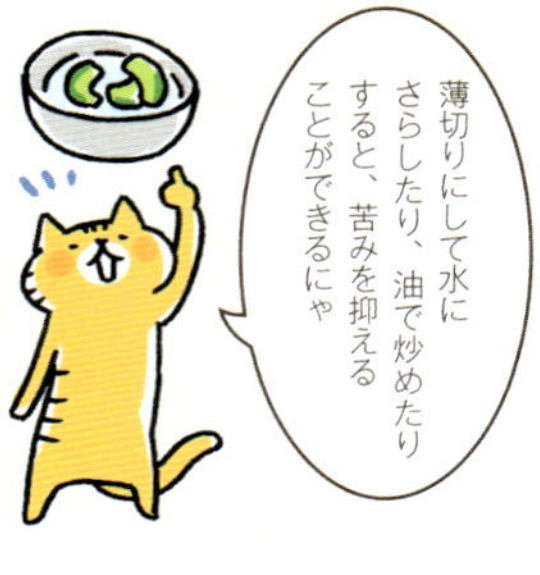
薄切りにして水にさらしたり、油で炒めたりすると、苦みを抑えることができるにゃ

キュウリで体内の熱を下げる

キュウリちくわ

材料　キュウリ…1本
　　　ちくわ…4本

作り方
1 キュウリは水洗いしてヘタを取り、縦に4等分します。
2 ちくわの穴にそれぞれキュウリを差し込み、食べやすい大きさに切って盛りつけます。

※お好みでショウガじょうゆなどをつけて食べます。

消化吸収のよい豆腐と一緒に

ネギと豆腐のみそ汁

材料　豆腐…1/4丁
　　　ネギ…20g
　　　だし汁…300mℓ
　　　みそ…大さじ1

作り方
1 豆腐は1cm角に切り、ネギは小口切りにします。
2 鍋にだし汁と豆腐を入れて中火にかけます。
3 煮立ったらみそを溶き入れ、ネギを加えて火を止めます。

発熱で失ったビタミンCも補給できる

ゴーヤとおかかのナムル風

材料　ゴーヤ…1個　　　しょうゆ…大さじ1
　　　カツオ節…6g　　ごま油…大さじ1

作り方
1 ゴーヤは水洗いした後、種とわたを取って薄切りにします。
2 塩少々（分量外）を入れた湯で1をさっとゆでて、水気を切ります。
3 しょうゆ・ごま油を混ぜて2を和え、カツオ節をかけます。

※ゴーヤにはβ-カロテンやミネラルなどの栄養も多く、疲労回復効果も期待できます。

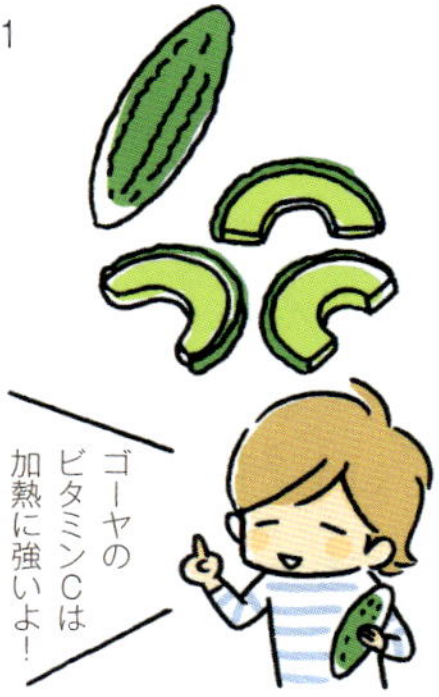

頭痛

ストレスを減らし血行を促す食品を

頭痛には血管などに原因がある片頭痛や、肩こりなど筋肉の痛みが原因の緊張型頭痛などさまざまな種類があります。冷えなど血行不良による頭痛の場合は、体を温め血行を促す食べものが効果的です。不安やストレスから血管が圧迫されて起こる心因性の頭痛もあるので、適度な運動をするなど、ストレスをためない生活を心がけましょう。

タマネギ

タマネギに含まれる硫化アリルは、ビタミンB_1の吸収を助けるので、筋肉や神経の働きがスムーズになり、筋肉のこわばりなどが原因の頭痛に効果的。タマネギ自体にもビタミンB_1が含まれています。

ショウガ

ジンゲロンなどの辛み成分に体を温める作用があります。血行をよくするので、冷えや血行不良が原因の頭痛に効果があります。特に皮の部分に薬効があるので、料理などには皮ごと使うとよいでしょう。

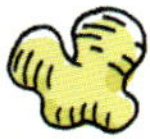

頭痛の手当

ズキズキする頭痛の時は、こめかみや頭を冷やすと効果的です。肩や首のこりからくる頭痛の時は、首のまわりを温める方法があります。湯につけてしぼったタオルを首のまわりに置いて温湿布をすると、血行がよくなり、頭痛がやわらぎます。また、首筋をマッサージして、筋肉をほぐすのも効果があります。

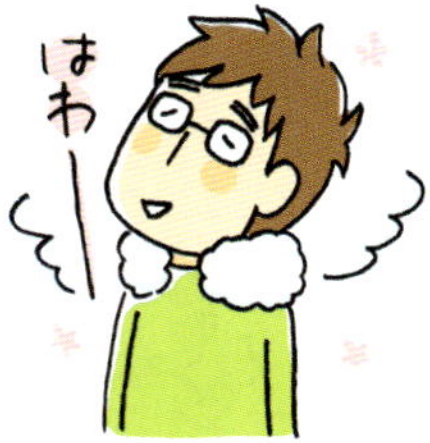

硫化アリルが筋肉のこわばりによる頭痛を解消

タマネギのみそ漬け

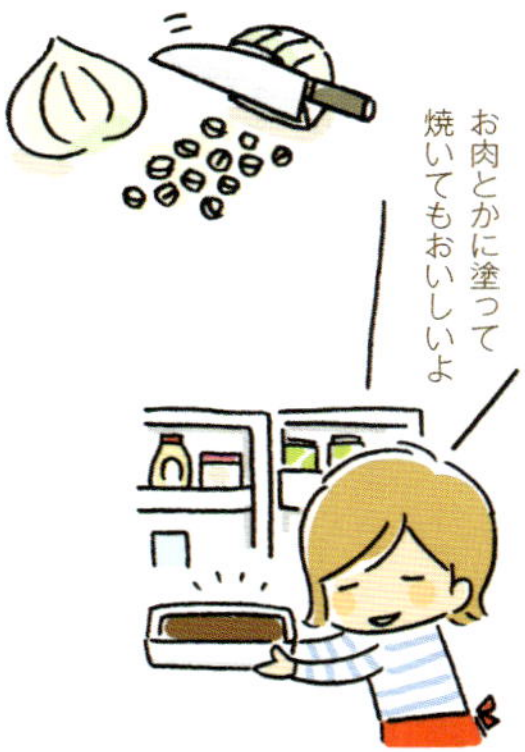
お肉とかに塗って焼いてもおいしいよ

材料

タマネギ…1個
みそ…250g
酒…60mℓ

作り方

1 タマネギは皮をむき、みじん切りにして水にさらします。

2 みそと酒を練り合わせ、水を切ったタマネギを加えます。

3 **2**を冷蔵庫に入れ、2～3日漬けたら完成です。

食べ合わせ
タマネギ＋みそ

活性酸素の発生を抑えるタマネギとみその働きで、血管の老化を防止し、血流を促します。

体を温め血流をよくするドリンク

黒糖ショウガ紅茶

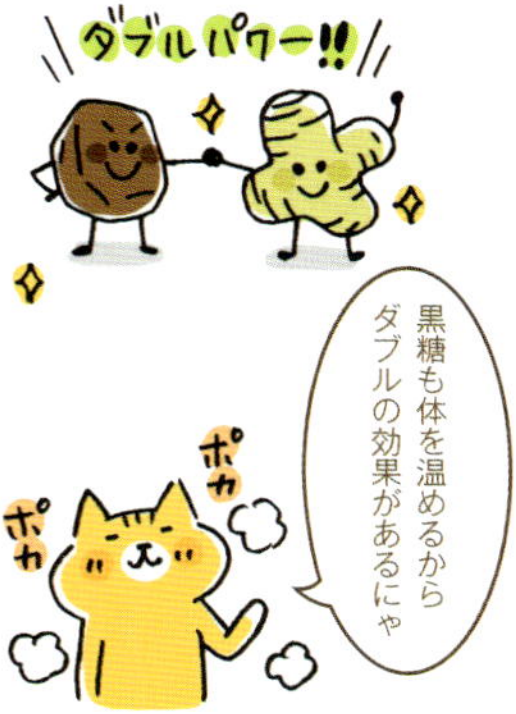
ダブルパワー!!
ポカ
ポカ
黒糖も体を温めるからダブルの効果があるにゃ

材料

紅茶（ティーバッグ）…1個
ショウガ…1かけ
黒糖…適量
湯…150mℓ

作り方

1 カップにティーバッグを入れ、湯を注ぎます。

2 ショウガをすりおろし、黒糖と一緒に**1**に加え、かき混ぜます。

鼻づまり

鼻の粘膜の炎症を鎮めることが第一

鼻の粘膜に炎症が起きると、粘液腺などからの分泌が増えて鼻水が鼻腔内にたまり、鼻づまりを起こします。鼻がつまると、脳に酸素がまわりにくくなるため、眠くなったり、集中力がなくなったりすることもあります。放っておくと慢性化することもあるので、鼻づまりが起きた場合は、炎症を抑える食べものを摂り、早期解消に努めましょう。

卵

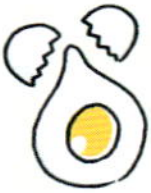

卵白に含まれるリゾチームという酵素に細菌を殺す作用があり、鼻水を体外へ排出するので、呼吸が楽になります。かぜのひきはじめの鼻づまりや、痰の解消に効果的です。

レンコン

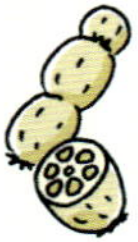

レンコンは、免疫力を高めるビタミンCや、消炎作用のあるタンニンも豊富。粘膜や皮膚を収縮させる効果があり、炎症を抑えるので、鼻づまり解消に役立ちます。酢を入れた水にさらすと、切り口の黒ずみを防ぐことができます。

ネギ

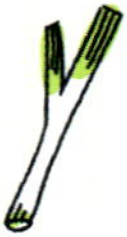

ネギの白い部分に、鼻の炎症を抑える作用があります。食用する他、ネギの白い部分を切ってぬるぬるした部分を鼻に貼り付ける方法も、鼻づまり解消に有効です。

ごま油

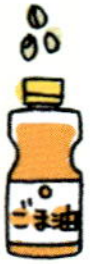

ごま油に含まれるセサミンという成分が鼻の粘膜に作用します。症状がつらい時は、鼻孔にごま油を2～3滴たらすとよいでしょう。かぜによる鼻づまりだけでなく、花粉症やほこりなどが原因のアレルギー性鼻炎にも効果があります。

炎症を抑えるネギがたくさん摂れる

ネギと豚肉の炒め物

材料　ネギ…2本
豚バラ肉…100g
酒…大さじ1
しょうゆ…大さじ1
油…大さじ1

作り方
1 豚肉は食べやすい大きさに切り、酒・しょうゆを合わせて漬けておきます。
2 ネギは3cm長さのななめ切りにします。
3 フライパンに油をひいて1を炒め、色が変わったらネギを加えてさらに炒めます。

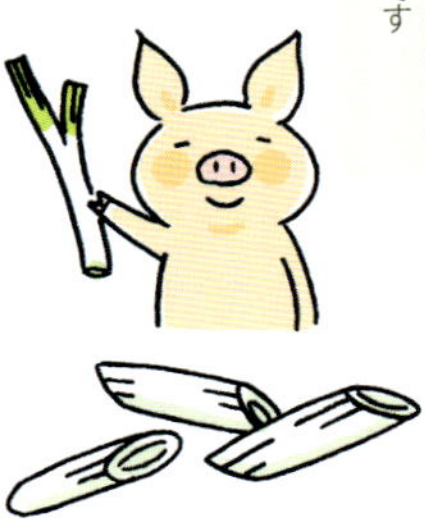
ネギに含まれる硫化アリルは
ビタミンB_1の吸収を高めるので
疲労回復にも有効です

鼻水を排出する効果のある卵で鼻づまり解消

タマネギ入りスクランブルエッグ

材料　タマネギ…1個
卵…2個
油…大さじ1
しょうゆ…大さじ1

作り方
1 タマネギは皮をむいて薄切りにします。
2 フライパンに油をひいてタマネギを炒め、火が通ったらしょうゆをまわし入れます。
3 溶いた卵を加え、はしで混ぜながら強火で仕上げます。

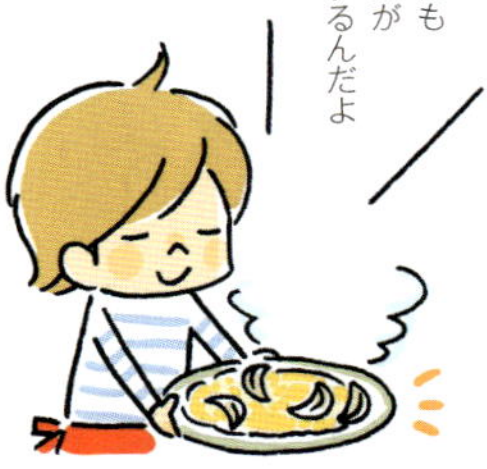
タマネギにも
硫化アリルが
含まれているんだよ

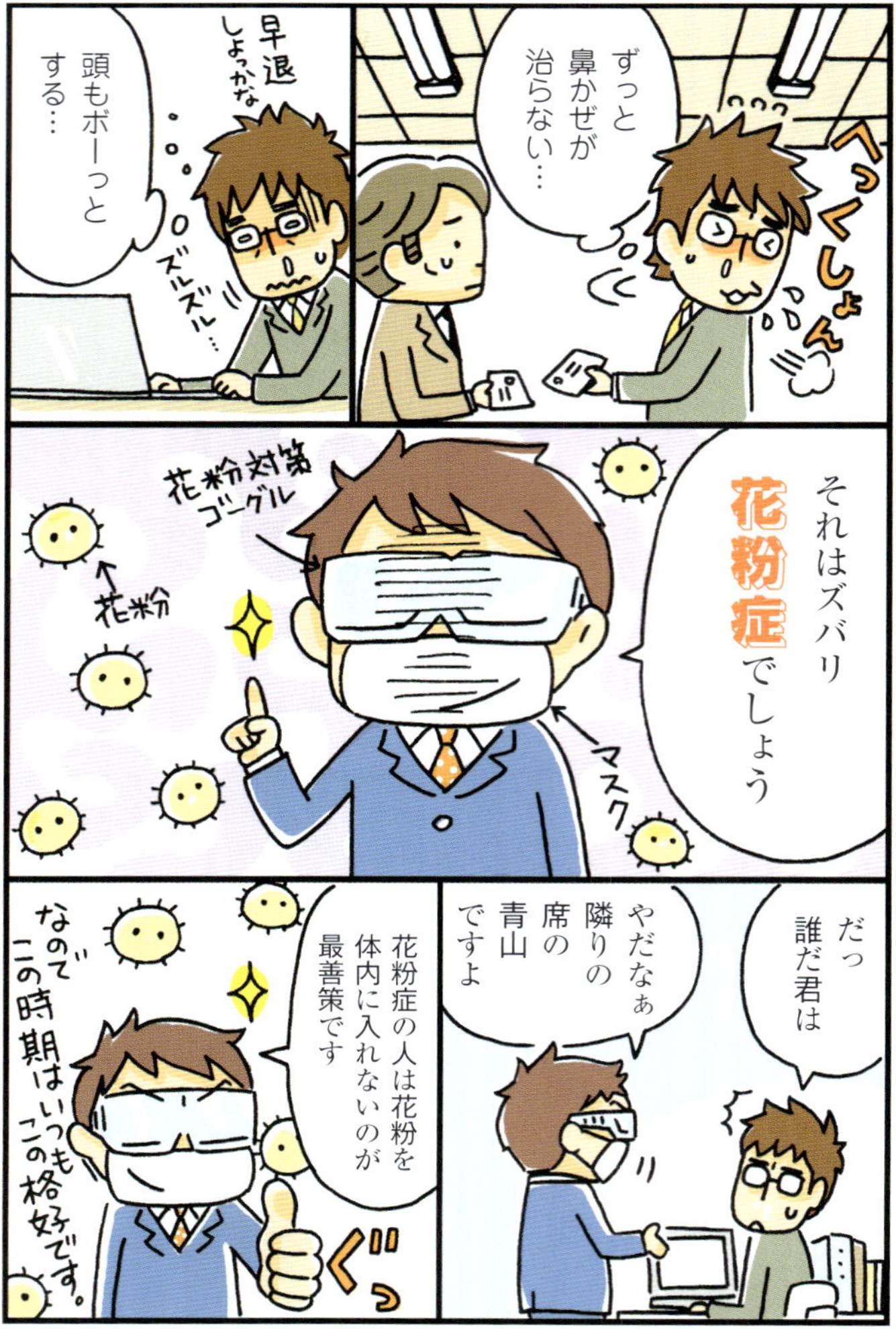
へっくしょん
ずっと鼻かぜが治らない…
早退しよっかな
ズルズル…
頭もボーっとする…
それはズバリ花粉症でしょう
花粉対策ゴーグル
花粉
マスク
だっ誰だ君は
やだなぁ隣りの席の青山ですよ
花粉症の人は花粉を体内に入れないのが最善策です
ぐっ
なのでこの時期はいつもこの格好です。

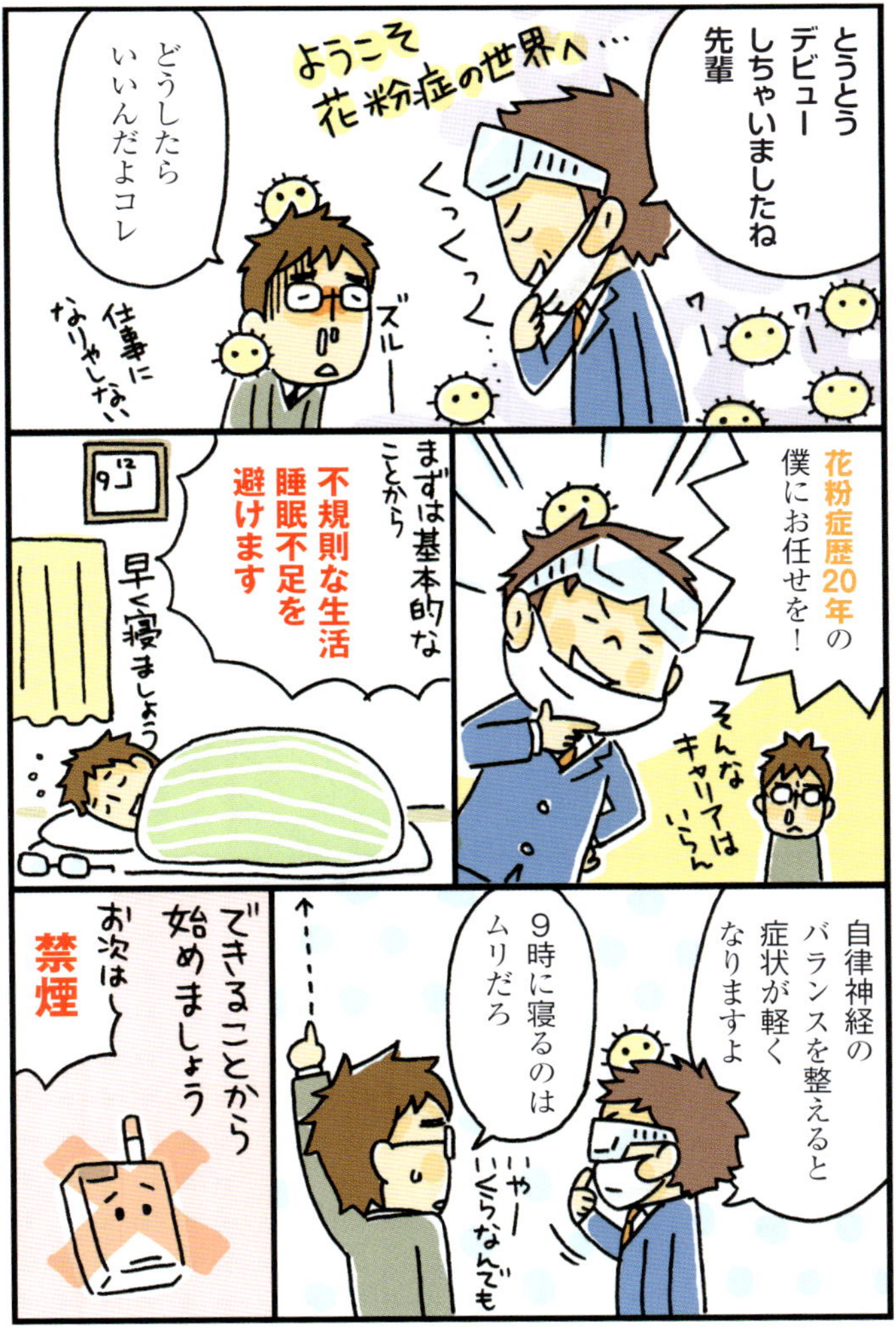
とうとうデビューしちゃいましたね先輩
ようこそ花粉症の世界へ…
くっくっく…
ワー
ワー
どうしたらいいんだよコレ
ズルー
仕事になりゃしない
花粉症歴20年の僕にお任せを！
そんなキャリアはいらん
まずは基本的なことから
不規則な生活睡眠不足を避けます
早く寝ましょう
自律神経のバランスを整えると症状が軽くなりますよ
9時に寝るのはムリだろ
いやーいくらなんでも
できることから始めましょう
お次は
禁煙

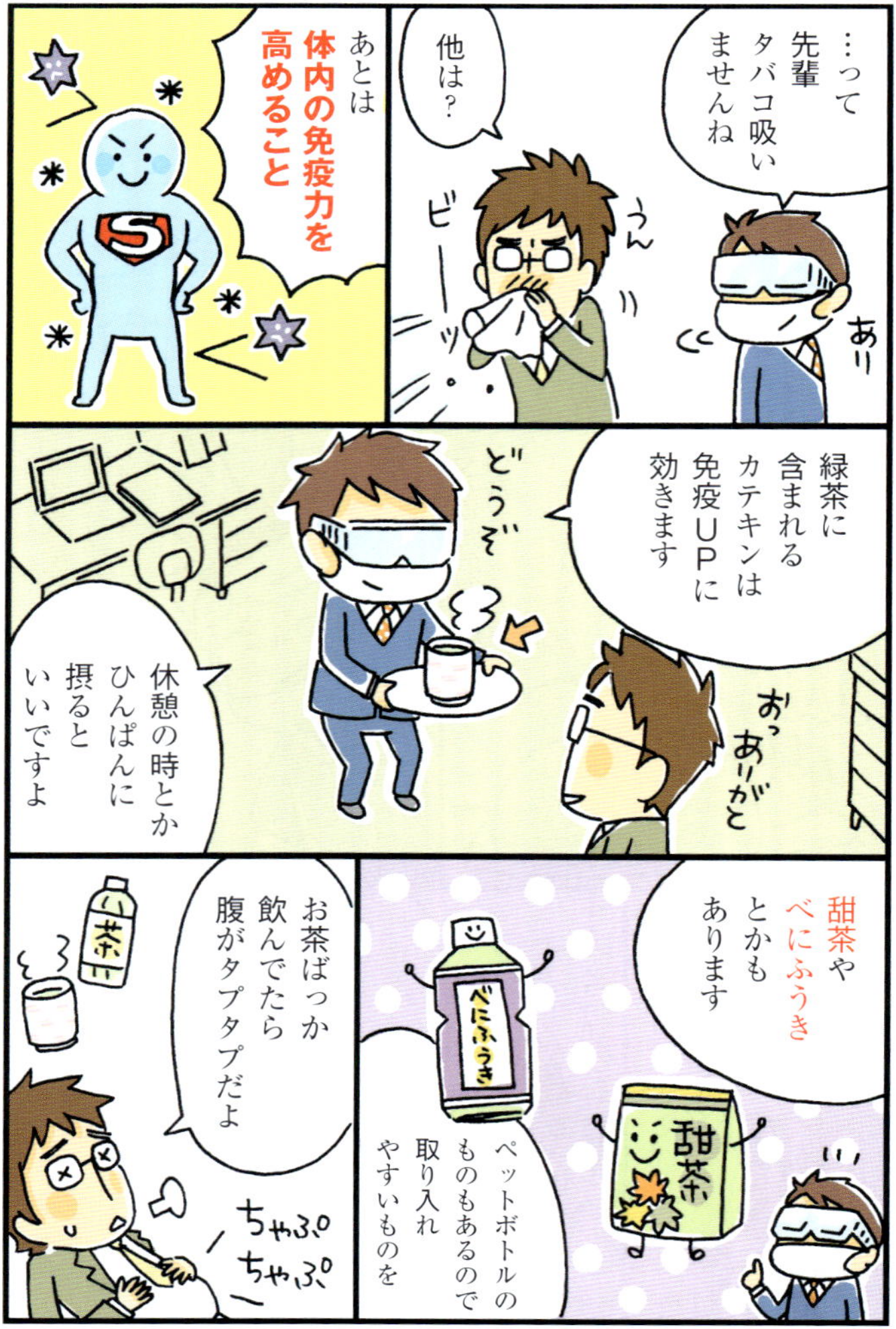
…って先輩タバコ吸いませんね
あり
他は？
うん
ビーーッ
あとは体内の免疫力を高めること
緑茶に含まれるカテキンは免疫UPに効きます
どうぞ
おっありがと
休憩の時とかひんぱんに摂るといいですよ
甜茶やべにふうきとかもあります
べにふうき
甜茶
ペットボトルのものもあるので取り入れやすいものを
茶
お茶ばっか飲んでたら腹がタプタプだよ
ちゃぷちゃぷ

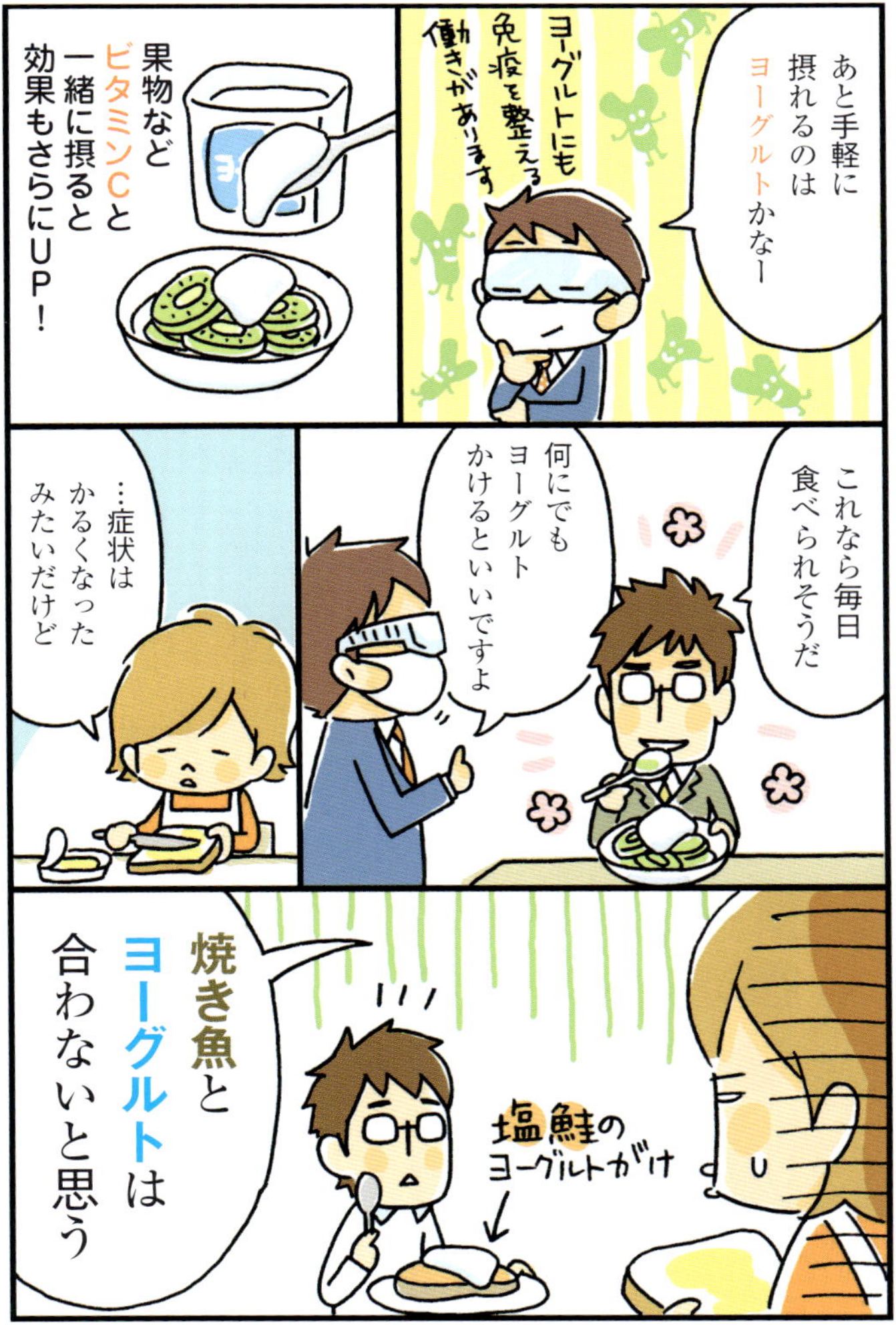
あと手軽に摂れるのはヨーグルトかなー
ヨーグルトにも免疫を整える働きがあります
果物などビタミンCと一緒に摂ると効果もさらにUP！
これなら毎日食べられそうだ
何にでもヨーグルトかけるといいですよ
…症状はかるくなったみたいだけど
焼き魚とヨーグルトは合わないと思う
塩鮭のヨーグルトがけ

花粉症

免疫力を高め腸の調子を整えること

花粉が体内に侵入した時に、それを異物として体外へ排除しようとする免疫の異常反応が花粉症の原因。くしゃみや鼻水・目のかゆみなどの症状を引き起こします。

花粉症の改善には、体内の免疫力を高める食べものを摂ることが大切です。また、粘膜を強化するビタミンA、血管を丈夫にするビタミンCなどを積極的に摂りましょう。

ヨーグルト

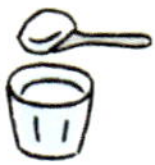

ヨーグルトの乳酸菌は、腸内の善玉菌を増やし、悪玉菌を減らす働きがあります。腸の調子が整えられると、体内の免疫機能が高まり、花粉症の予防・改善に役立ちます。糖分を加える場合は控えめにして、果物などと一緒に摂るとよいでしょう。

緑茶

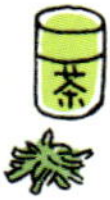

緑茶に含まれるカテキンが、花粉症などのアレルギーを改善するといわれています。緑茶はビタミンCも豊富なので、茶殻や抹茶などでまるごと摂ると、栄養価が高まります。

シソ

シソに含まれるポリフェノールには、くしゃみ・鼻水の原因となるヒスタミンを抑制する作用があります。また、免疫の過剰反応を抑えるロズマリン酸や、肝臓の解毒作用を促すルテオリンという成分が含まれていて、症状の改善に効果的です。

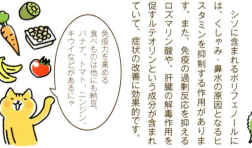

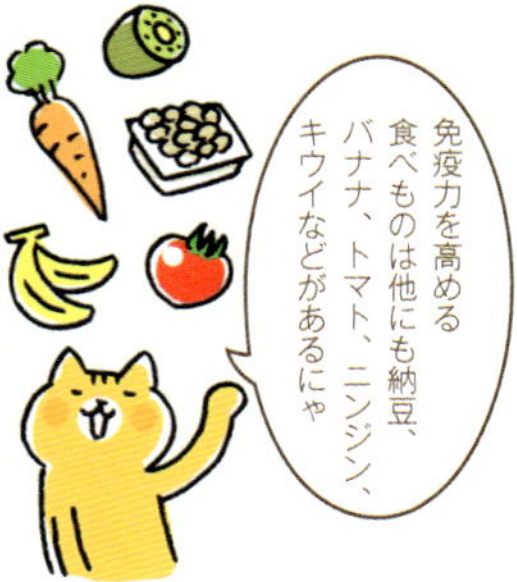
免疫力を高める食べものは他にも納豆、バナナ、トマト、ニンジン、キウイなどがあるにゃ

ポリフェノールなどが豊富なシソで症状を軽減

牛肉のさっぱりシソ炒め

材料　牛肉（薄切り）…150g　しょうゆ・みりん…各大さじ1
シソ…10枚　油…大さじ1

作り方
1 牛肉を食べやすい大きさに切り、茎を除いたシソを千切りにします。

2 フライパンに油をひいて中火にかけ、牛肉を炒めます。

3 牛肉の色が変わったらシソを加え、しょうゆ・みりんで味を調えて完成です。

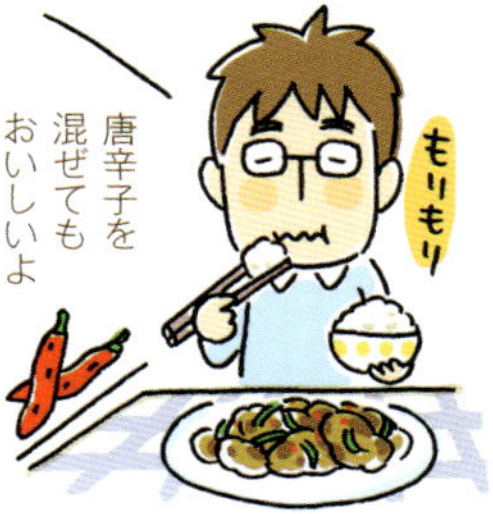
唐辛子を混ぜてもおいしいよ
もりもり

腸の調子を整える

ヨーグルトフルーツ

材料　キウイ…1個
グレープフルーツ…1/2個
ヨーグルト…200g

作り方
1 キウイとグレープフルーツは皮をむき、1㎝角に切ります。

2 器にヨーグルトと **1** を盛ります。

※お好みでハチミツをかけてもおいしいです。

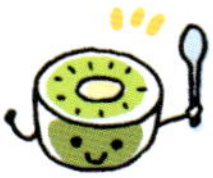

カテキンを摂ってアレルギー改善

抹茶イチゴジュース

材料　イチゴ…3～5個
抹茶…小さじ1/2
ヨーグルト…100g
ハチミツ…適量

作り方
1 イチゴはヘタを取って半分に切ります。

2 抹茶とハチミツに水少々（分量外）を加え混ぜます。

3 ヨーグルトと **1**・**2** を一緒に入れ、ミキサーにかけます。

アトピー性皮膚炎

原因物質に注意し活性酸素を抑える

特定の物質によって、かゆみを伴う発疹があらわれるアトピー性皮膚炎。食生活、化学物質、ストレスなど、さまざまな要因により症状が悪化してしまいます。

また、脂質が活性酸素と結びつくと皮膚のバリア機能を低下させる原因に。ビタミンCは、この活性酸素の反応を抑え、免疫機能を強化するのに役立ちます。

小松菜

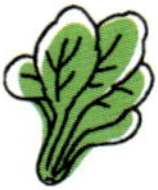

小松菜には、ビタミンA・Cやカルシウムなどが豊富に含まれています。特にビタミンCは、免疫機能を高めるのに効果的です。ただし、ビタミンCは壊れやすいので、長時間加熱するのは避けましょう。

ニンニク

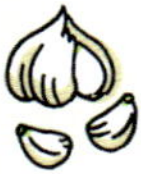

ニンニクのにおいは、硫化アリルという物質によるもの。硫化アリルは、殺菌力があり、免疫を強化するのに効果的です。また、活性酸素を抑える働きのあるセレンという物質も含んでいます。

ウーロン茶

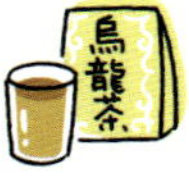

半発酵茶であるウーロン茶には、保温効果があり、血行をよくして新陳代謝を高めます。活性酸素を消去するカテキンなども含まれていて、アトピー性皮膚炎の炎症を鎮める効果があります。

発疹が出た場合

手でかきむしったりせず、患部を清潔に保ちましょう。かゆみがおさまらない時は、氷などで冷やすとよいでしょう。入浴の際はぬるめの湯につかり、無添加の石けんなど、刺激の少ないものを使うようにします。

ビタミンCで免疫力UP＆ビタミンAで皮膚に潤いを

小松菜ののり巻き

材料

小松菜…50g
のり…1枚
だし汁…小さじ1
しょうゆ…少々

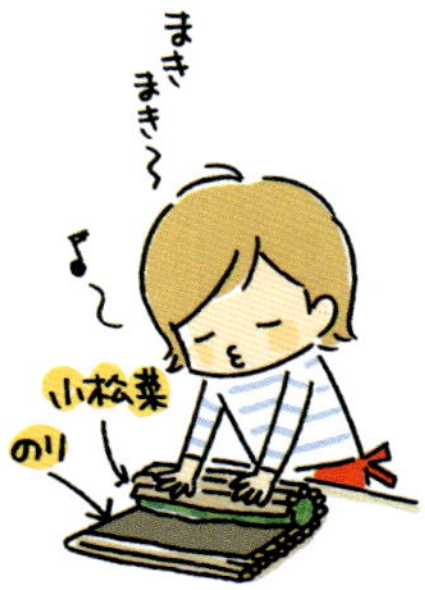

作り方

1 小松菜を熱湯でゆでて取り出し、水気をしぼります。

2 1にだし汁としょうゆをかけます。

3 のりを巻きすの上におき、小松菜をのせて巻きます。食べやすい大きさに切って完成です。

食べ合わせ
小松菜＋のり

のりには皮膚を丈夫にするビタミンAが含まれている上、小松菜は免疫強化に有効です。

殺菌作用のあるニンニクが免疫も強化する

ニンニクのハチミツ漬け

材料

ニンニク…1個
ハチミツ…適量

作り方

1 ニンニクは皮をむいて容器に入れます。

2 ハチミツをかぶるぐらいまで注ぎ、6ヵ月ほど置きます。

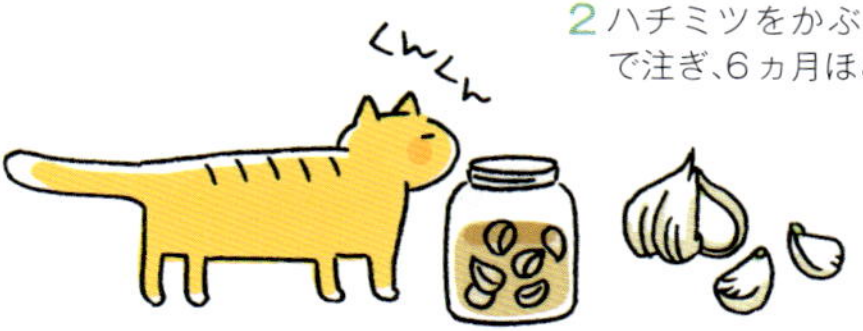

※1日1～2かけを目安に食べます。（幼児は1かけ、小学生は2かけ）
日常的に食べ続けていると、体質改善に効果的です。

湿疹・じんましん

栄養状態を整えて皮膚の健康を保つ

肌にかゆみや赤みがあらわれる湿疹やじんましん。湿疹は、皮脂の分泌異常によって起こる脂漏性、紫外線に反応して起こる日光性などがあります。症状の改善には、原因物質を避けて栄養状態を整えることが重要です。

特に、皮膚を健康に保つ栄養素には、ビタミンA・C・E・B_2などがあげられます。

キュウリ

体内の余分な熱を排出する作用のあるキュウリは、湿疹を鎮めるのに効果的です。食用するだけでなく、すりおろしたものやしぼり汁を患部に塗る方法もあります。

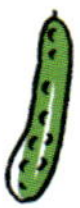

ごま

ごまに含まれるビタミンEは、毛細血管を広げて血行を促し、皮膚を健康に保ちます。生のごまは消化が悪いので、かるく炒ってから食べましょう。皮があると、消化されずそのまま排出されてしまうこともあるので、すって使うようにします。

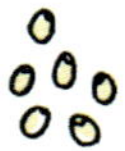

ビワ

特に葉の部分に薬効があります。ビワの葉をガーゼにくるんで浴槽に入れるビワの葉湯は、全身のじんましんを抑えるのに役立ちます。実には体内でビタミンAに変わるβ-カロテンが多く含まれています。

発疹を悪化させるエビやカニ、チョコレート、コーヒー、アルコール類とかは避けるようにってさ…
ボリ
ボリ

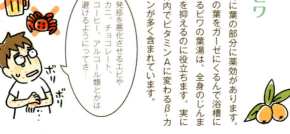

体の中から熱を取り去る

キュウリの梅肉あえ

キュウリで炎症の熱を抑える上、梅の殺菌作用や、活性酸素を除去する効果も抜群

材料

キュウリ…1/2本
梅干し…1～2個

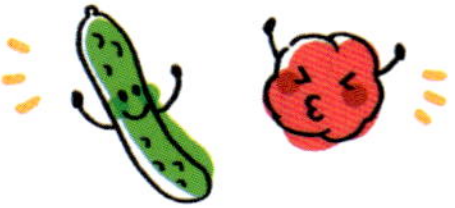

作り方

1 キュウリを水洗いし、ヘタを取って薄切りにします。

2 種を除いた梅干しと 1 を和え、味をなじませたら完成です。

ごまの栄養をしっかり摂れる

黒ごまハニー

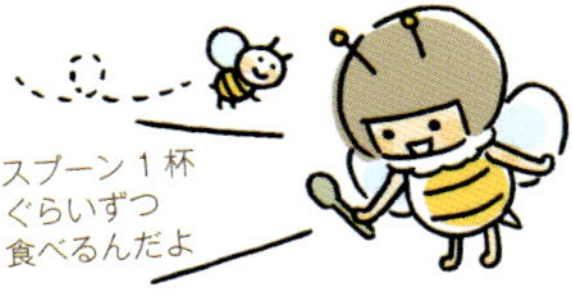

材料

黒ごま…60g
ハチミツ…小さじ1

作り方

1 フライパンで黒ごまを炒ります。

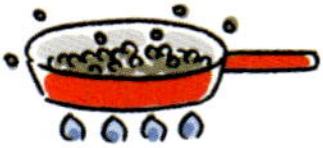

2 1 をすり鉢に移して、ねっとりするまですり、ハチミツを加えてさらにツヤが出るまで練ります。

患部を洗えば肌もキレイに

ビワの葉の煎じ汁

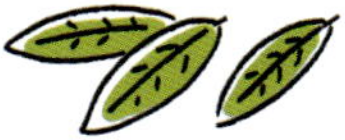

材料

ビワの葉…2～3枚
水…400mℓ

作り方

1 ビワの葉を水洗いし、手で細かくちぎります。

2 鍋に 1 と水を入れ、1時間ほど煮出します。

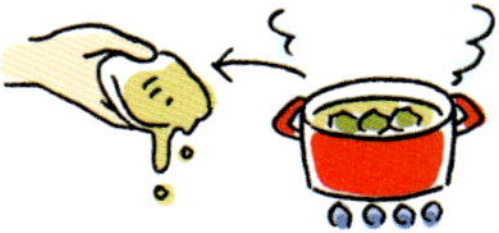

※冷ました煎じ汁をガーゼなどに含ませて患部を洗います。

第2章

疲れに効く食べものとレシピ

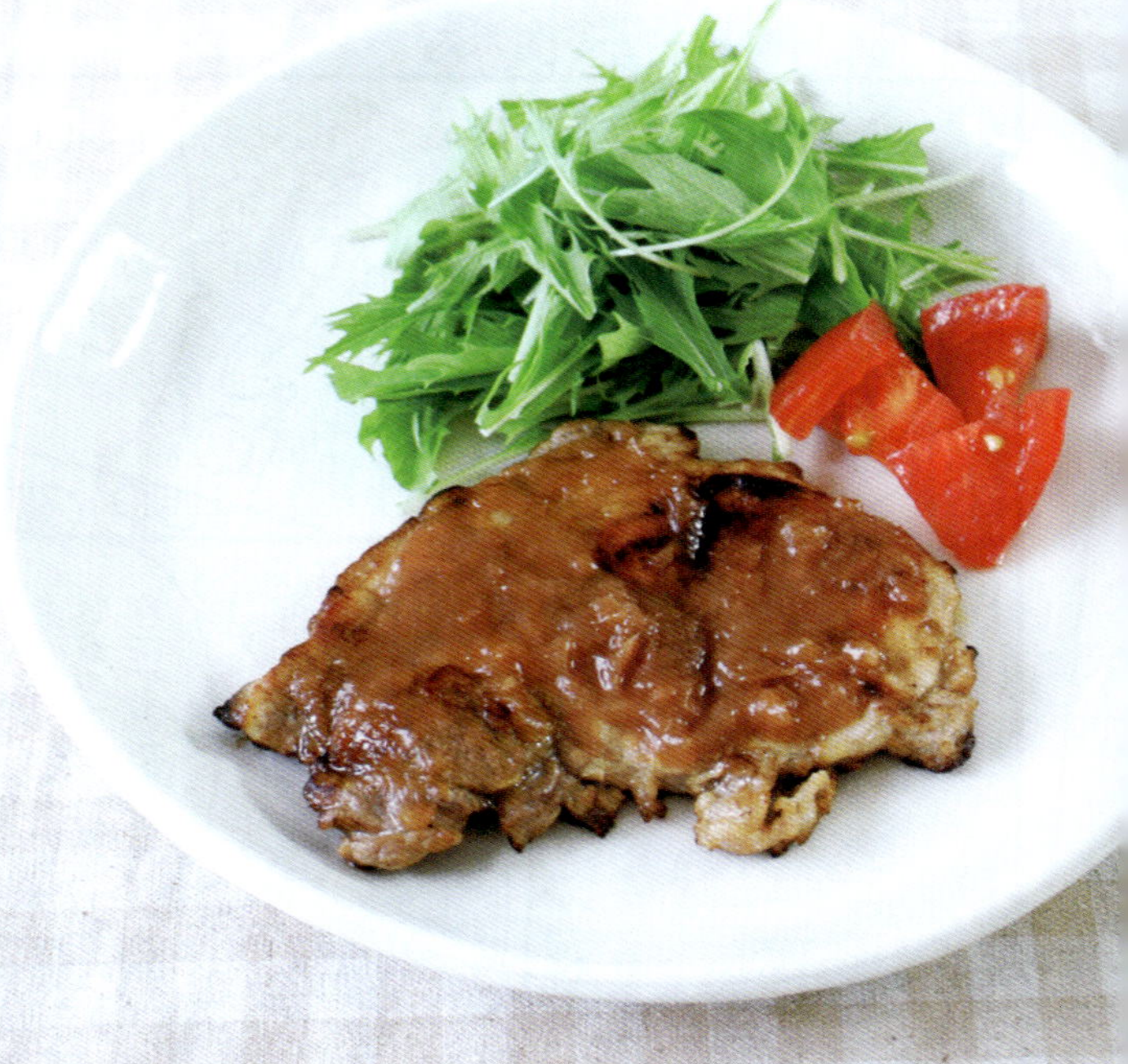

豚肉のソテー・梅風味（43p）

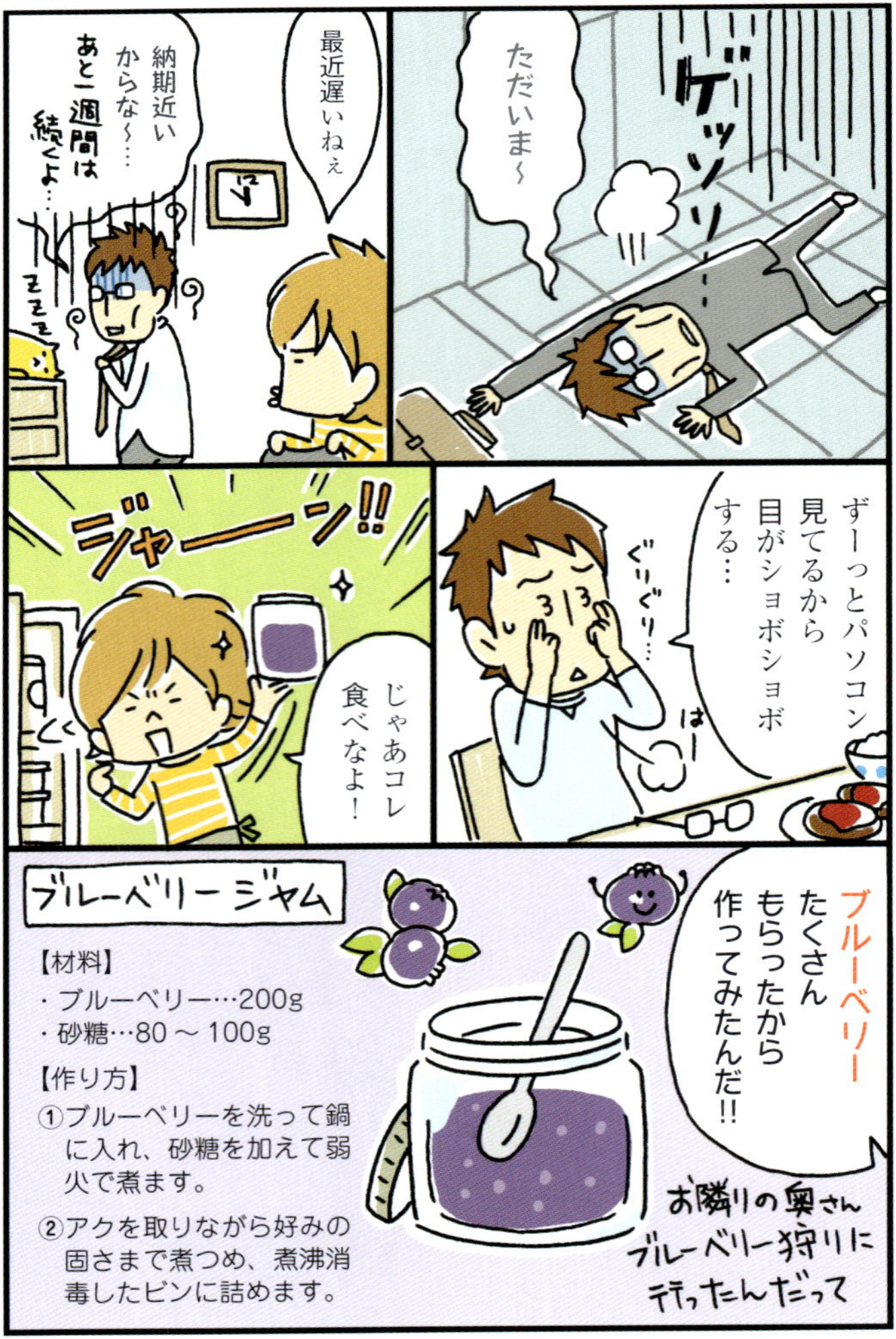
ただいま～
ゲッソリ…
最近遅いねぇ
納期近いからな～…
あと一週間は続くよ…
ZZZ
ずーっとパソコン見てるから目がショボショボする…
ぐりぐり…
はー
ジャーーン!!
じゃあコレ食べなよ!
ブルーベリーたくさんもらったから作ってみたんだ!!
お隣りの奥さんブルーベリー狩りに行ったんだって
ブルーベリージャム
【材料】
・ブルーベリー…200g
・砂糖…80～100g
【作り方】
①ブルーベリーを洗って鍋に入れ、砂糖を加えて弱火で煮ます。
②アクを取りながら好みの固さまで煮つめ、煮沸消毒したビンに詰めます。

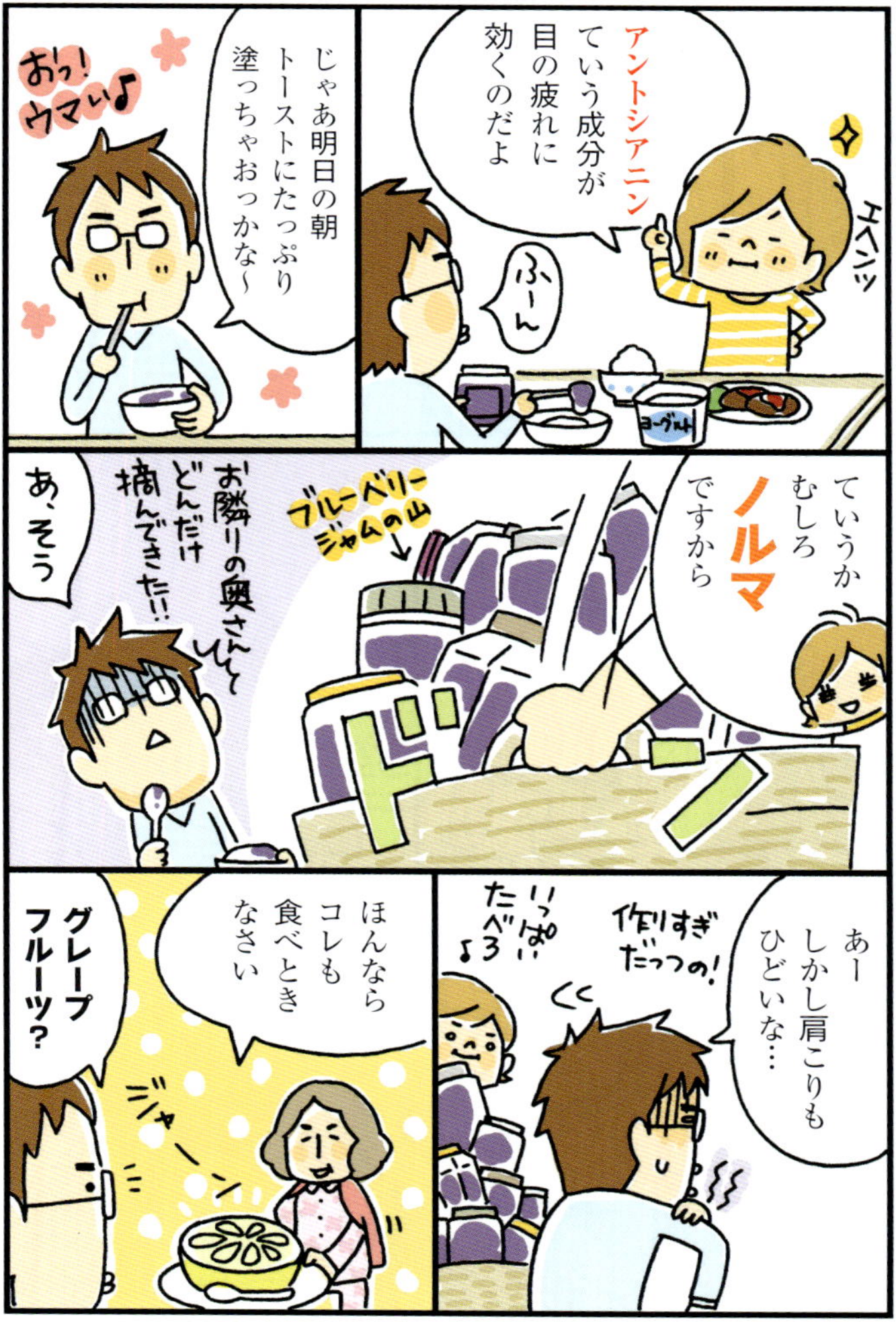
アントシアニンていう成分が目の疲れに効くのだよ
エヘンッ
ふーん
じゃあ明日の朝トーストにたっぷり塗っちゃおっかな〜
おっ! ウマい♪
ていうかむしろノルマですから
ブルーベリージャムの山
ドン
お隣りの奥さんどんだけ摘んできた!!
あ、そう
あーしかし肩こりもひどいな…
作りすぎだっつの!
いっぱいたべろ♪
くく
ほんならコレも食べときなさい
ジャーン
グレープフルーツ?

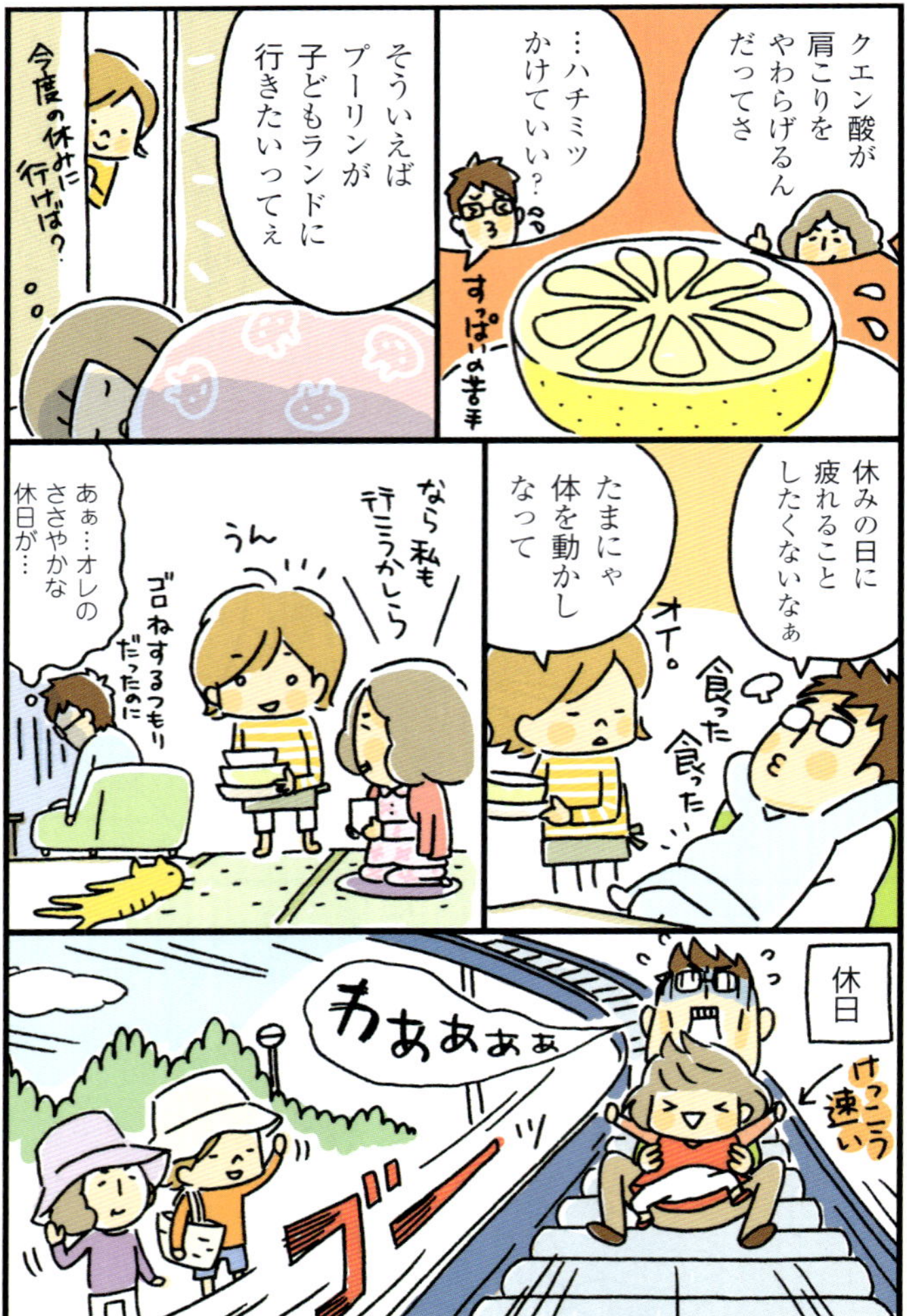
クエン酸が肩こりをやわらげるんだってさ
…ハチミツかけていいい？
すっぱいの苦手
そういえばプーリンが子どもランドに行きたいってぇ
今度の休みに行けば？
休みの日に疲れることしたくないなぁ
食った食った
たまにゃ体を動かしなって
オイ。
なら私も行こうかしら
うん
ゴロねするつもりだったのに
あぁ…オレのささやかな休日が…
休日
けっこう速い
あああぁぁ
ブー

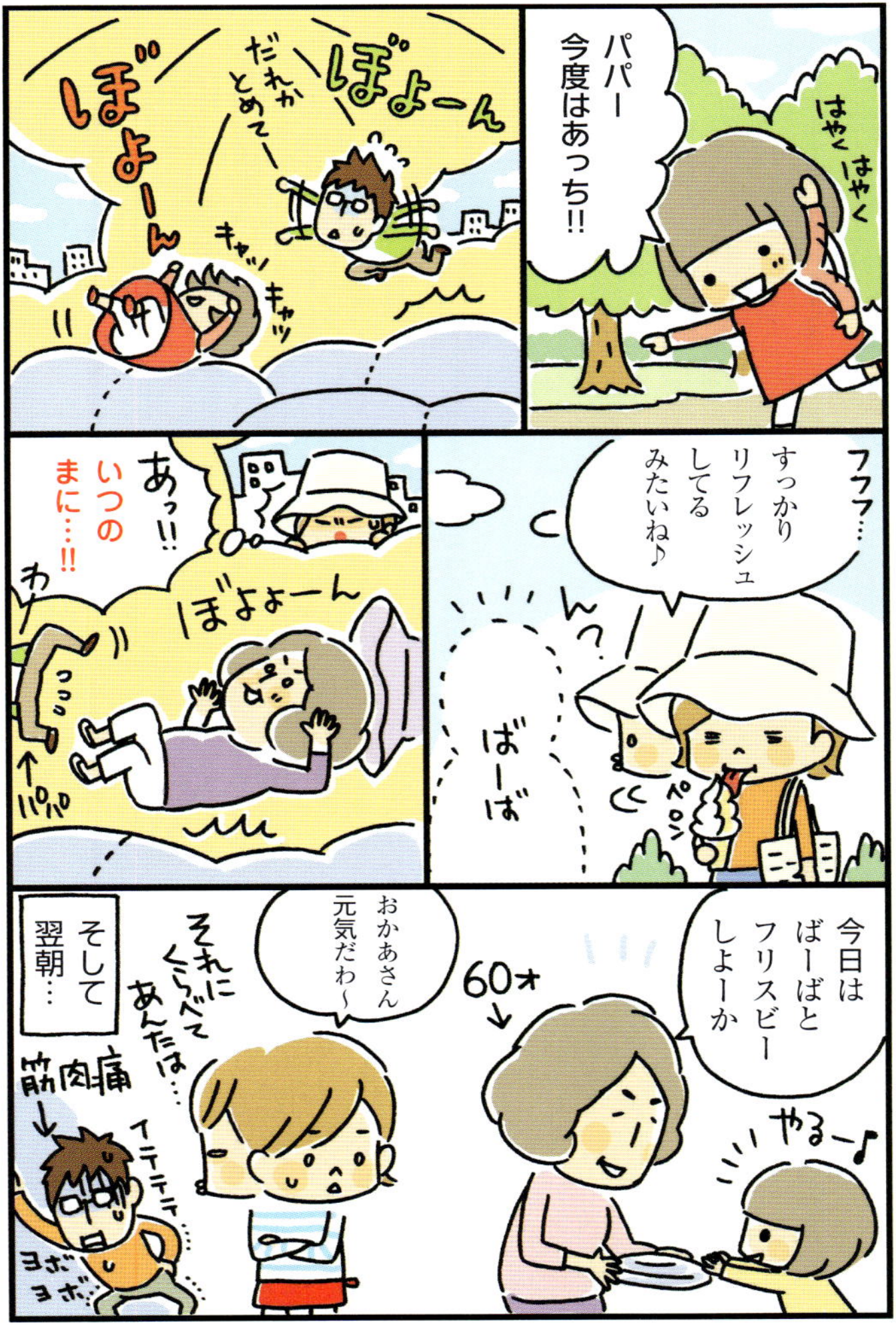
はやく はやく
パパー 今度はあっち!!
ぼよーん
だれか とめて~
ぼよーん
キャッ! キャッ
フフフ…
すっかり リフレッシュ してる みたいね♪
ん?
ばーば
ペロン
あっ!!
いつの まに…!!
ぼよよーん
わ
パパ
今日は ばーばと フリスビー しよーか
60才
やるー♪
おかあさん 元気だわ~
それに くらべて あんたは…
そして 翌朝…
筋肉痛
イテテテテ…
ヨボ ヨボ…

疲労・だるさ

肉体・精神の疲労に良質なタンパク質を

疲労は、体が休養を必要としているサイン。肉体疲労だけでなく、倦怠感、だるさ、眠れないといった精神疲労は、慢性化するとなかなか改善するのは難しいものです。

疲労回復には、良質なタンパク質やビタミンなどを積極的に摂ること。一日の疲れは、その日のうちにとるようにして、翌日まで疲れを持ちこさないことが肝心です。

梅

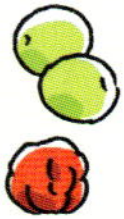

梅に含まれるクエン酸が、疲労物質である乳酸の発生を抑え、乳酸の分解を促進させます。筋肉の疲労だけでなく、神経疲労にも効果的です。慢性的な疲労の場合、毎日梅干しを食べるとよいでしょう。

ニンニク

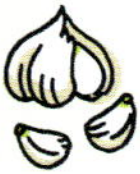

ニンニクには、ビタミンB_1の吸収を高める硫化アリルという物質が豊富に含まれています。ビタミンB_1は糖質の代謝を高め、筋肉内の疲労物質を体外へ排出する働きを促すので、疲労回復に役立ちます。

やまいも

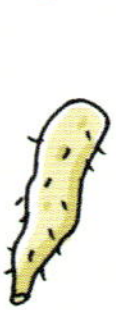

やまいものぬめりに含まれるムチンに、タンパク質の吸収を高める効果があり、疲労回復を促します。さらにアミラーゼなどの消化酵素も多いので、胃腸の働きを活発にして栄養を体中に行き渡らせる効果も。

やまいもの下ごしらえ

皮をむいた後はすぐに酢水につけるか、熱湯にくぐらせると、変色を防ぐことができます。ただし、アミラーゼなどの消化酵素は加熱により働きが鈍くなるので、長時間や高温での加熱は避けるようにしましょう。

手軽に摂って疲労解消

ニンニクのみそ漬け

材料　ニンニク…1 個
みそ…適量

作り方
1 ニンニクは 1 片ずつに分け、薄皮を取ります。
2 **1** を 15 分ほど蒸した後、常温に置いて冷まします。
3 浅い容器にみそを敷き、**2** を並べてさらにみそをかぶせます。

※冷蔵庫で保存し、4 ～ 5 日で食べられます。

やまいもと梅でダブルの効果

やまいもの梅酢和え

材料　やまいも…50g
梅酢…小さじ 1

作り方
1 やまいもは皮をむき、3 ㎝長さの拍子切りにします。

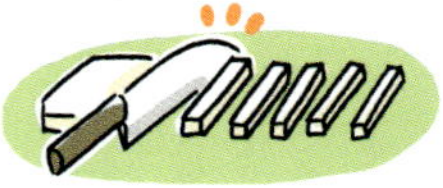

2 **1** に梅酢を和えて器に盛ります。

ビタミン B_1 とクエン酸の最強コンビで疲労回復

豚肉のソテー・梅風味

材料　豚ロース肉…1 枚
梅干し…2 個
酒…小さじ 1
みりん…小さじ 1
油…適量

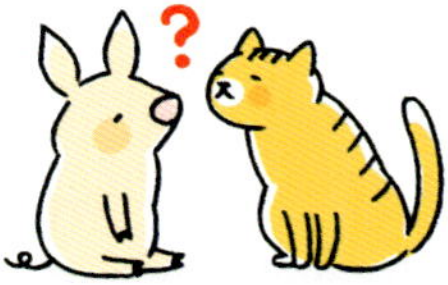

作り方
1 豚肉は包丁の背で全体をたたき、酒をふっておきます。
2 種を除いた梅干しを包丁でたたき、みりんを混ぜます。
3 油をひいたフライパンで **1** の両面を焼きます。
4 **3** の表面に **2** を塗ってオーブントースターで乾かすように焼きます。

食べ合わせ
豚肉＋梅

豚肉には疲労物質の排出を促すビタミン B_1 が豊富。さらに梅のクエン酸が疲労を解消します。

肩こり

クエン酸が体内の乳酸の分解を進める

肩こりは、筋肉が緊張して血行が滞ることや、疲労物質である乳酸が筋肉にたまることなどが主な原因です。運動不足の人や、筋力がない人などは、血行が悪くなりやすい傾向があります。

乳酸の分解を早めるクエン酸や、筋肉をつくるタンパク質などとともに、血行をよくする食べものを摂ると効果的です。

柑橘類

レモンやオレンジなどの柑橘類には、クエン酸が豊富に含まれています。肩こりは、筋肉内に疲労物質である乳酸がたまることで引き起こされますが、クエン酸が乳酸の分解を促すので、肩こり解消に有効です。

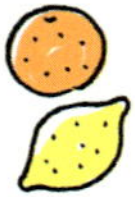

大豆

血液や筋肉をつくるタンパク質のもととなるアミノ酸。大豆は、体内でつくれない必須アミノ酸をバランスよく含む食べものです。タンパク質の合成を促進し、筋肉を強化するため、肩こりの痛みを軽減します。

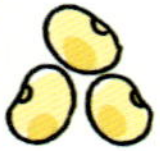

生活習慣が原因に

内臓疾患により筋肉が緊張し、肩がこることもありますが、多くの場合、日常生活に肩こりの原因があります。

背を丸めて歩いたり、体に合わない枕や机を使ったりすることが、筋肉に負担をかけ、血のめぐりを悪くしてしまうのです。食べものに気をつけるとともに、生活習慣も見直すことが大切です。普段から肩や全身を動かして、筋肉のこわばりをほぐすようにしましょう。

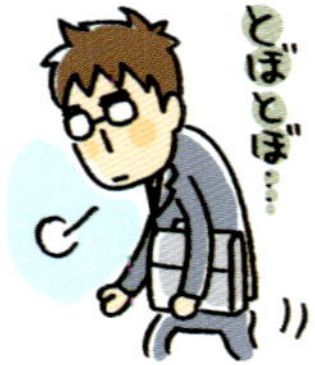

歩く姿勢などにも
気をつけましょう

クエン酸が豊富な柑橘類で肩こりを改善

シトラスジュース

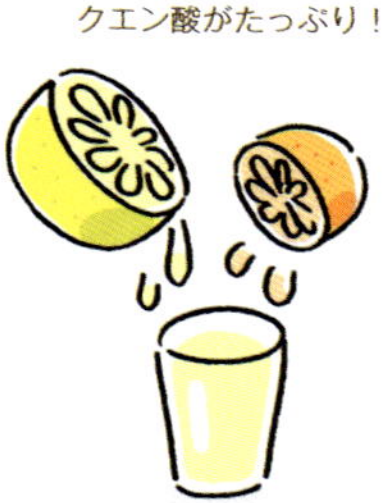
クエン酸がたっぷり！

材料

オレンジ…1 個
グレープフルーツ…1 個
ハチミツ…適量

作り方

1 オレンジ・グレープフルーツの果汁をしぼります。

2 グラスに移し、ハチミツを加えて混ぜます。

大豆の効果で筋肉を強化して肩こりが軽くなる

大豆のレモン酢漬け

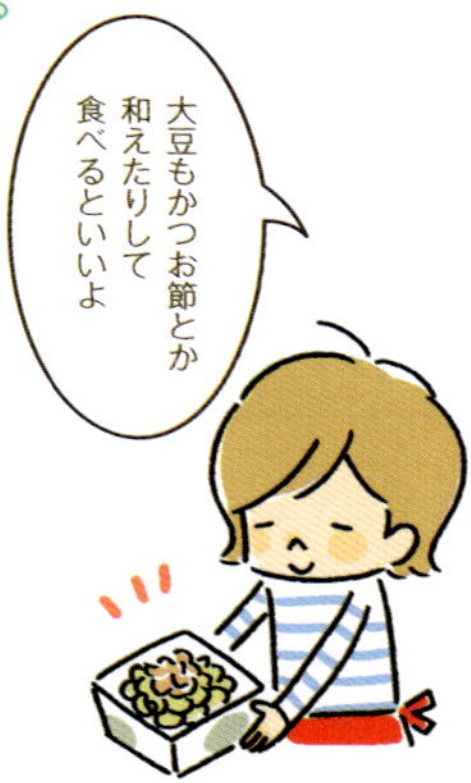
大豆もかつお節とか
和えたりして
食べるといいよ

材料

大豆…100g
レモン…1 個
酢…500mℓ

作り方

1 レモンをしっかり洗って、輪切りにします。

2 大豆を洗って水気を切り、1 と一緒に容器に入れて酢を加えます。

3 1 日おいたらできあがりです。1 日大さじ 1 杯ずつ飲みます。水や湯で割って飲むのもおすすめです。

食べ合わせ
大豆＋酢

必須アミノ酸を含む大豆と、クエン酸が豊富なレモン・酢を摂ることで肩こりを軽減します。

目の疲れ

目の栄養となり機能を整えるものを

パソコンや携帯電話の画面の見すぎにより、目が疲れやすい現代。目のかすみ、痛み、充血などの症状の他、悪化すると、頭痛や肩こりなどを併発することもあります。

目の疲れを軽減するため、目の栄養となるビタミンAを積極的に摂りましょう。また、アントシアニンなど目の機能を整える成分を摂るのも有効です。

ニンジン

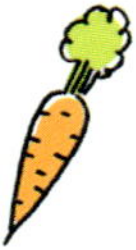

ニンジンには、体内でビタミンAに変わるβ-カロチンが大量に含まれています。ビタミンAは目の疲れにとても効果的で、夜盲症や冷えの改善にも役立ちます。皮の部分に栄養があり、油と一緒に摂るとさらにβ-カロチンの吸収力が高まります。

ウナギ

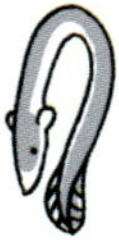

ビタミンAが多く含まれているウナギ。ビタミンAは目の乾燥を防ぐ働きもあります。また、目の機能を整えるビタミンB_1・B_2も豊富なので、疲れ目改善にぴったりです。

ブルーベリー

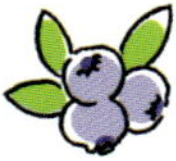

ブルーベリーのアントシアニンという色素が、体内で視覚に関する物質の再合成に働くため、目の機能を高めるのに役立ちます。熱や冷凍にも安定しているので、加熱調理や冷凍保存しても成分が壊れません。

目の疲れに効くもの

ブドウや赤ワイン・黒豆は、ブルーベリーと同様、アントシアニンを多く含んでいます。また、シソやチーズ、レバーはビタミンAなどが豊富です。日常的に取り入れて、目の疲れをためないようにしましょう。

豊富なβ-カロテンが目の疲れに効く

ニンジンスープ

材料　ニンジン…1本
水…500mℓ
塩・こしょう…適量
油…大さじ1

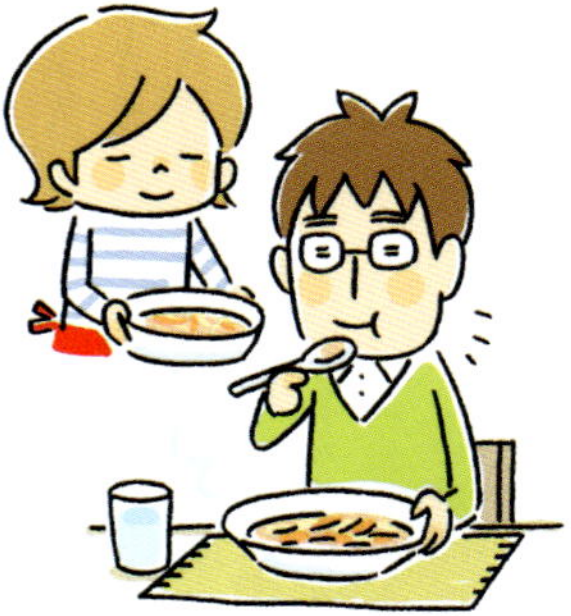

作り方
1 ニンジンは皮をむき、千切りにします。
2 鍋に油と 1 を入れて炒め、水を加えた後ニンジンがやわらかくなるまで煮ます。
3 塩・こしょうで味を調えて完成です。

※煮ることで吸収もよくなります。スープに栄養が溶け出しているので、全部飲みましょう。

目の疲れには絶対ベリー

ブルーベリーヨーグルト

材料　ブルーベリー…50g
ヨーグルト…100g
牛乳…50mℓ
ハチミツ…適量

作り方
1 材料をすべて入れてミキサーにかけ、なめらかになったら完成です。

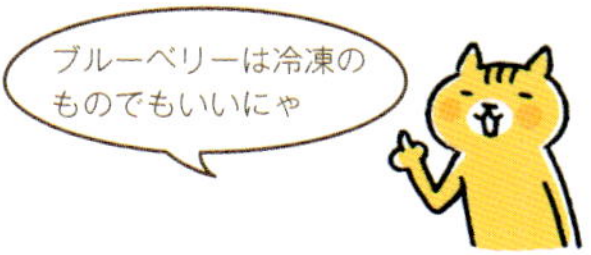

目の機能を整え乾燥を防ぐ

ウナギ丼

材料　ウナギの蒲焼き（市販のもの）…1枚
ご飯…1杯
カイワレ大根…15g
たれ…適量

作り方
1 ウナギの蒲焼きを温め、熱いご飯の上にのせます。
2 根を取ったカイワレ大根を 1 にのせ、たれをかけます。

むくみ

利尿作用の高い食べものが最も有効

成人の体内水分量は、体重の約60%といわれますが、体内の組織など血管の外に余分な水分が増えると、足や顔などにむくみが生じます。腎臓や心臓の病気が原因となっていることも多く、妊娠中など、ホルモンの異常によって起こることもあります。むくみが出た場合、水分と塩分を控え、利尿効果のある食べものを摂るのが効果的です。

スイカ

スイカは、塩分を体外へ排出する効果のあるカリウムを含んでいて、高い利尿作用があり、腎臓・心臓疾患などによるむくみに効果的です。ただし、体を冷やすので、冷え性の人は食べ過ぎに注意しましょう。

トウモロコシ

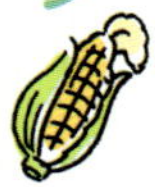

カリウムの多いトウモロコシは、ヒゲや葉にも利尿効果があり、ヒゲの部分などを煎じて飲む民間療法もあります。傷みやすいので、保存の際はゆでてから冷蔵・冷凍するとよいでしょう。

小豆

小豆には豊富なカリウムとともに、水分の代謝を高めるサポニンという成分も含まれていて、腎臓疾患によるむくみを解消します。煮た時に生じるアクにサポニンが多いので、アクはとらずに食べた方が薬効が期待できます。

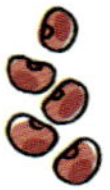

冬瓜

夏が旬の冬瓜は日持ちがよく、夏に採れたものが冬までもつことからこの名がついたと言われます。スイカと同様にカリウムが多いので、利尿効果に優れている野菜です。

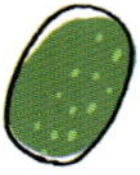

柑橘類のビタミンCで疲労回復効果も

スイカ＆グレープフルーツジュース

材料
スイカ…150g
グレープフルーツ…1個
ハチミツ…適量

作り方
1 スイカとグレープフルーツは皮と種を取り除き、ひと口大に切ります。

2 1とハチミツを入れてミキサーにかけ、なめらかになったら完成です。

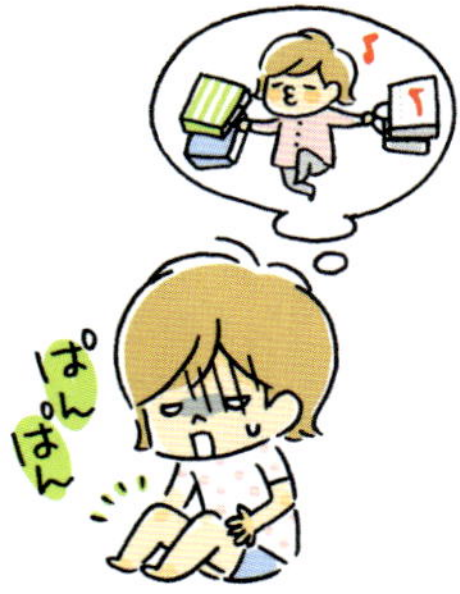
ぱんぱん

むくみに効果的な2つの野菜で

トウモロコシと冬瓜のスープ

材料
トウモロコシ…1本
冬瓜…100g
砂肝…100g
水…適量
塩…適量

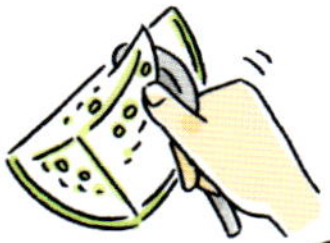

作り方
1 トウモロコシは葉を取り除き、茎ごと3cm幅に切ります。

2 冬瓜は皮をむいて乱切り、砂肝は固い部分を除いてひと口大に切ります。

3 鍋にすべての材料とひたひたの水を入れ、トウモロコシがやわらかくなるまで煮ます。塩で味を調えて完成です。

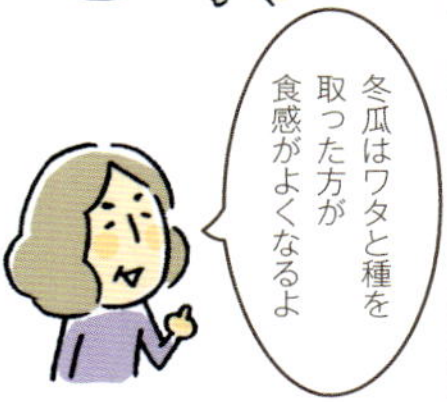
冬瓜はワタと種を取った方が食感がよくなるよ

食べ合わせ
トウモロコシ＋冬瓜

カリウムの豊富な2つの野菜を一緒に摂って、むくみ解消効果を高めます。

筋肉痛

筋肉痛の原因となる乳酸を減少させる

筋肉痛とは、体の筋肉を通常以上に酷使することで、筋肉繊維や周辺の組織に傷がつき、炎症を起こしている状態のこと。また、疲労物質の乳酸が筋肉にたまることで、痛みやだるさが生じます。

筋肉痛になった時は、乳酸をブドウ糖に変えるビオチン、疲労回復効果のあるクエン酸などを積極的に摂りましょう。

イワシ

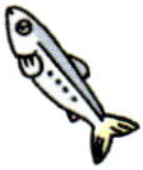

不飽和脂肪酸であるＥＰＡが豊富で、血行を促し、細胞の修復を早めます。乳酸の減少に役立つビオチンも多いので、筋肉痛の予防・解消に効果的です。また、炎症を鎮める効果もあります。

大豆

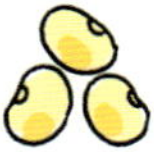

大豆にもビオチンが多く、筋肉をつくる材料であるタンパク質をたっぷり含んでいます。加熱調理することで、消化酵素の働きを邪魔する物質を除くことができ、すりつぶすと、さらに消化がよくなります。

筋肉痛の予防と解消法

筋肉痛に効く食べものには他に、レバーやタマネギなどがあります。また、マッサージやストレッチを行なうと、筋肉痛の予防・解消につながります。

筋肉痛が起こった場合、温めて筋肉組織の血行を促すと、治りが早くなります。ただし、痛みがひどく、重度の炎症の場合は、冷やした方がよいでしょう。痛みがひいたら、再度入浴などで温めてマッサージをするのが効果的です。

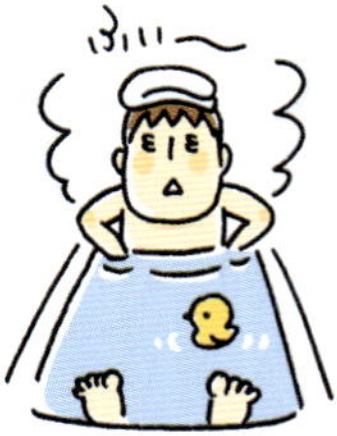

イワシのEPAと一緒に梅のクエン酸も摂って筋肉痛解消

イワシの梅肉巻き

材料

イワシ…2尾
梅干し…2個
長ネギ…10g
みりん…小さじ1

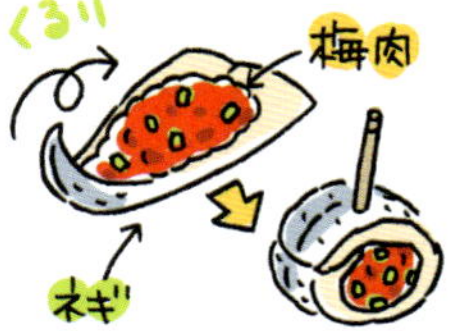

作り方

1 イワシを水洗いし、内臓を取り除いて3枚におろします。

2 梅干しは種を取って包丁でたたき、みじん切りにした長ネギとみりんを加えて混ぜます。

3 等分した**2**をイワシに塗り、細い方からくるりと巻きます。

4 巻いたら楊枝で止めて天板に並べ、オーブントースターで5分ほど焼きます。

大豆のビオチンとタンパク質が筋肉痛に効く

大豆のサワーサラダ

材料

大豆（水煮）…50g
グレープフルーツ…1/2個
キュウリ…1/2本

A
オリーブオイル…大さじ1
酢…大さじ2
塩・こしょう…各適量

作り方

1 キュウリはヘタを取ってぶつ切りにします。

2 グレープフルーツは皮と種を除いて、ひと口大に切ります。

3 Aを混ぜ合わせ、**1**・**2**と水気を切った大豆を加えて和えます。

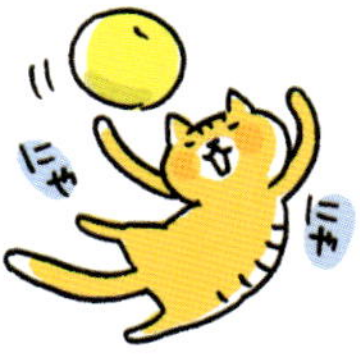

食べ合わせ
大豆＋グレープフルーツ

グレープフルーツは、ビタミンCとともにクエン酸が豊富なため、疲労回復に効果的です。

夏バテ

体内の熱を排出し スタミナ食材を摂る

真夏の高温で体力を消耗し、全身の倦怠感や思考力の低下といった症状があらわれる夏バテ。食欲が落ち、熱帯夜には寝つけなくなることも増えるので、さらに体力低下を招きます。体内にこもった熱を排出し、栄養のある食材を摂ることが重要です。また、冷たいものの摂りすぎは、胃腸の働きを弱め夏バテを悪化させるので注意しましょう。

キュウリ

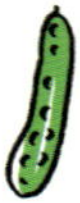

キュウリの水分は粒子が細かいので、体のすみずみまで血液を運びます。体内の各器官に栄養が行き渡り、全身の機能を高めます。利尿作用と、体内の熱を下げる効果もあるので、暑い夏にぴったりの食材です。

トマト

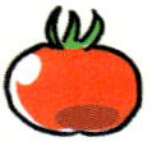

トマトは胃腸機能の低下を回復させるビタミンCなどを含んでいて、夏バテ解消に効果があります。利尿効果のあるカリウムや、酸味によって胃液の分泌を促すクエン酸なども含まれています。

ゴーヤ

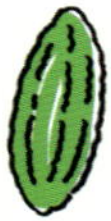

ゴーヤの苦み成分に食欲を増進させる効果があり、食欲の落ちる夏にはぴったりです。カリウムも豊富で、利尿作用により体内の熱を体外へ排出するのに役立ちます。

脱水症状に注意

体内の水分が不足し、口の乾きや頭痛・めまいなどを起こす脱水症状。夏の炎天下では熱中症なども起こりやすくなります。脱水症状の予防や解消には、水やスポーツ飲料で水分を補うのが第一なので、意識して水分を摂るように。スイカなど水分の多い果物を食べるのも有効です。

トマトで食欲を増進させる

トマトのチーズ和え

材料

トマト…1 個
ブロッコリー…1/4 個
マヨネーズ…大さじ 1.5
粉チーズ…大さじ 1

作り方

1 トマトは食べやすい大きさに切ります。

2 ブロッコリーは小房に分けてゆでます。

3 マヨネーズと粉チーズを混ぜ合わせ、**1** と **2** を和えます。

体内にこもった熱を排出

キュウリとトマトのさっぱりサラダ

材料

キュウリ…1/2 本
トマト…1 個
酢・だし汁…各小さじ 2
塩…少々

作り方

1 野菜は水洗いをしてヘタを取ります。

2 キュウリは薄切り、トマトはくし切りにします。

3 酢・だし汁・塩を混ぜ、**2** を和えます。

ビタミン C が豊富なゴーヤで夏を乗り切る

ゴーヤと鮭のポン酢がけ

材料

ゴーヤ…1 個
鮭の水煮（缶詰）…100g
タマネギ…1/4 個
カツオ節…5g
ポン酢…適量

作り方

1 ゴーヤは種とわたを取って薄切りにし、塩（分量外）でもんで水洗いした後水気を切ります。

2 タマネギは薄切りにして水にさらした後、水気を絞ります。

3 ゴーヤとタマネギ、水気を切った鮭を混ぜ合わせて器に盛り、カツオ節とポン酢をかけます。

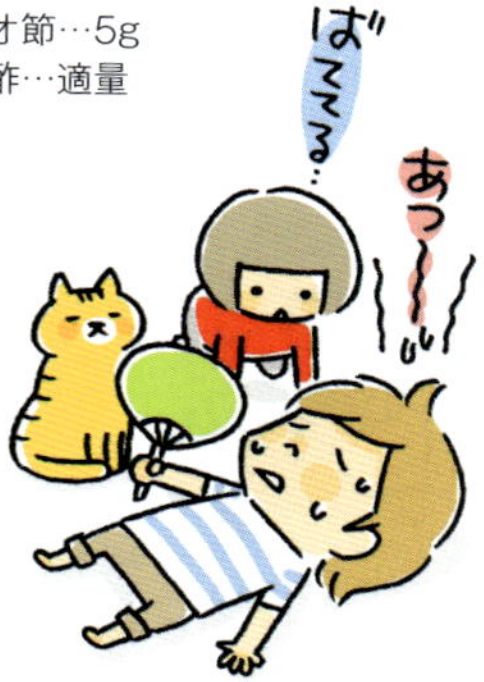

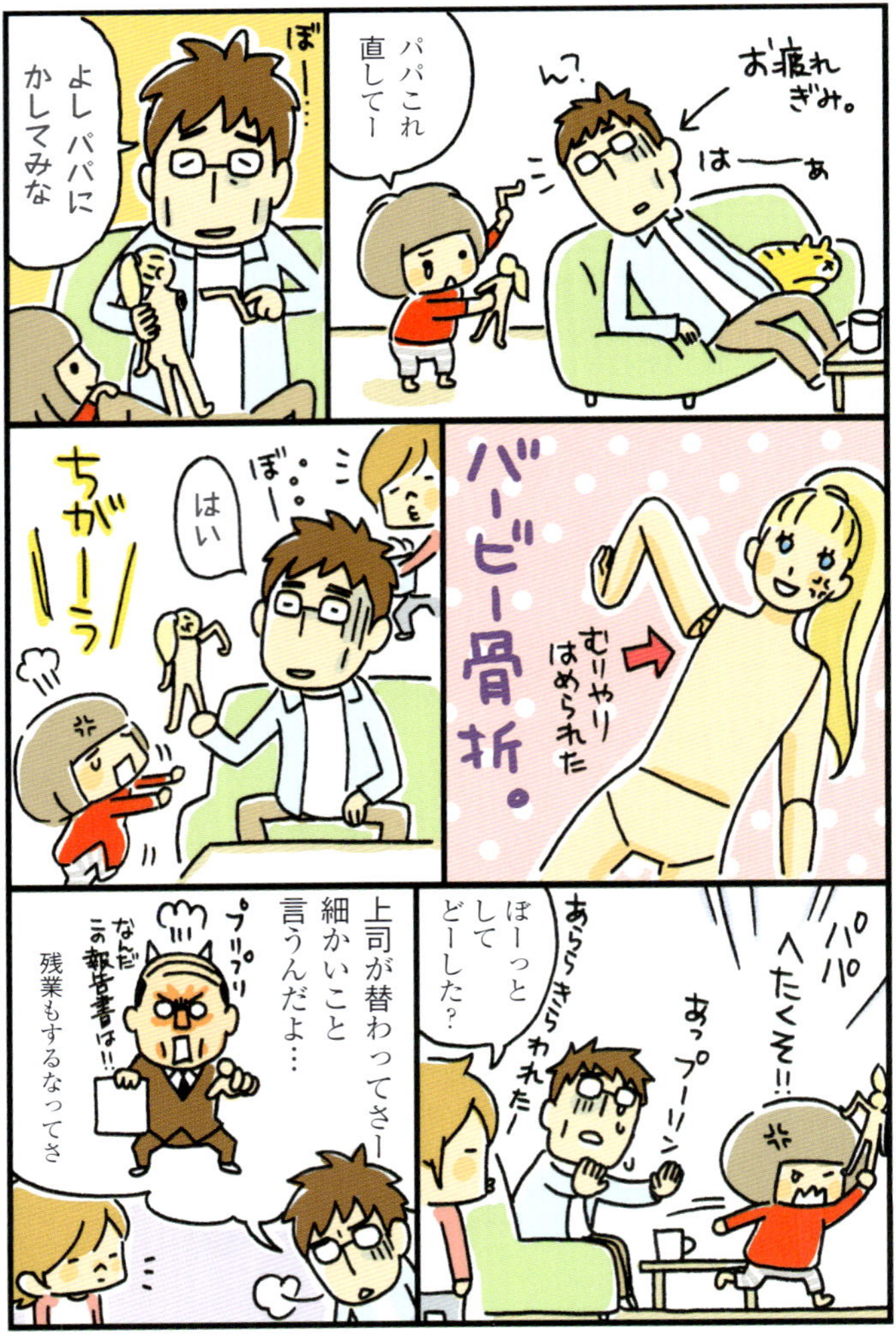

お疲れぎみ。
ん?
はーーぁ
パパこれ直してー
ぼー…
よし パパにかしてみな
バービー骨折。
むりやりはめられた
ぼー。。。
はい
ちがーう
パパへたくそ!!
あっプーリン
あららきらわれた
ぼーっとしてどーした?
上司が替わってさー細かいこと言うんだよ…
プリプリ
なんだこの報告書は!!
残業もするなってさ

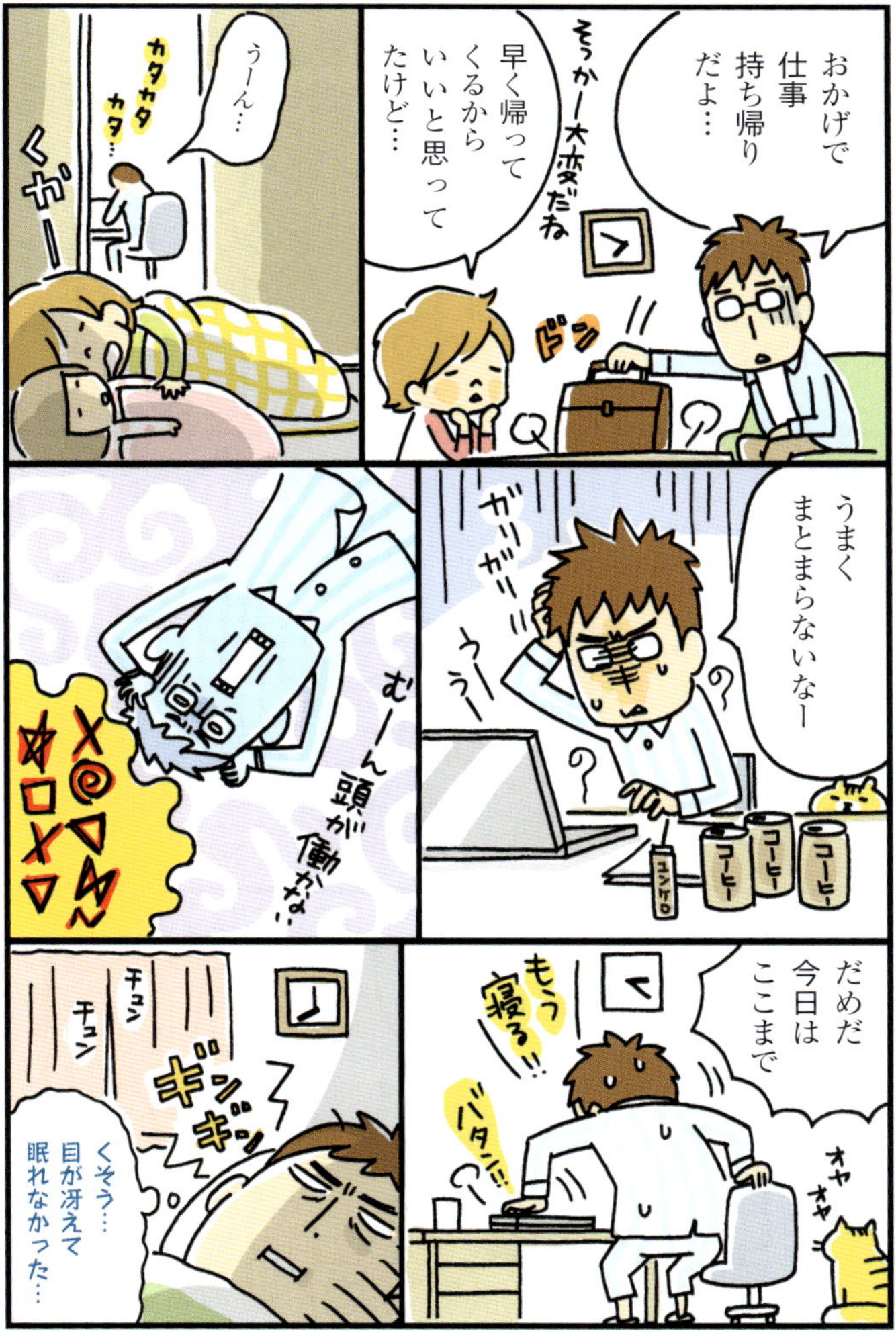
おかげで仕事持ち帰りだよ…
そっかー大変だね
早く帰ってくるからいいと思ってたけど…
ドン
うーん…
カタカタカタ…
グガー
うまくまとまらないなー
ガリガリ!!
うーうー
コーヒー
コーヒー
コーヒー
むーん頭が働かない
だめだ今日はここまで
もう寝る!!
バタン!!
オヤオヤ
チュンチュン
ギンギン
くそう…目が冴えて眠れなかった…

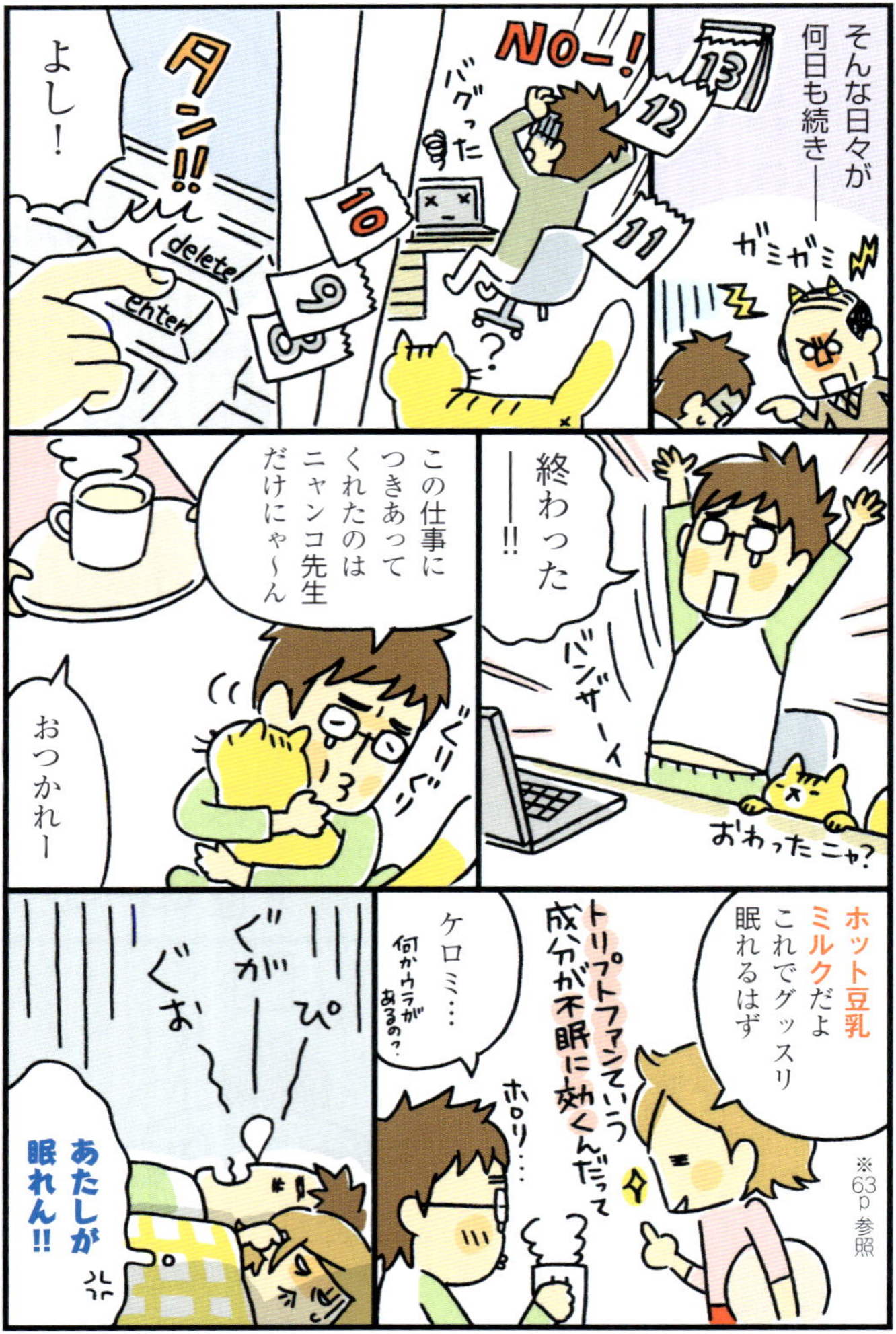
そんな日々が何日も続き――
ガミガミ
NO－!
バグった
?
タン!!
よし!
delete
enter
終わった――!!
バンザーイ
おわったニャ?
この仕事につきあってくれたのはニャンコ先生だけにゃ～ん
ぐりぐり
おつかれー
ホット豆乳ミルクだよ
これでグッスリ眠れるはず
※63p参照
トリプトファンていう成分が不眠に効くんだって
ケロミ…
何かウラがあるの?
ホロリ…
ぴー
ぐがー
ぐぉ～
あたしが眠れん!!

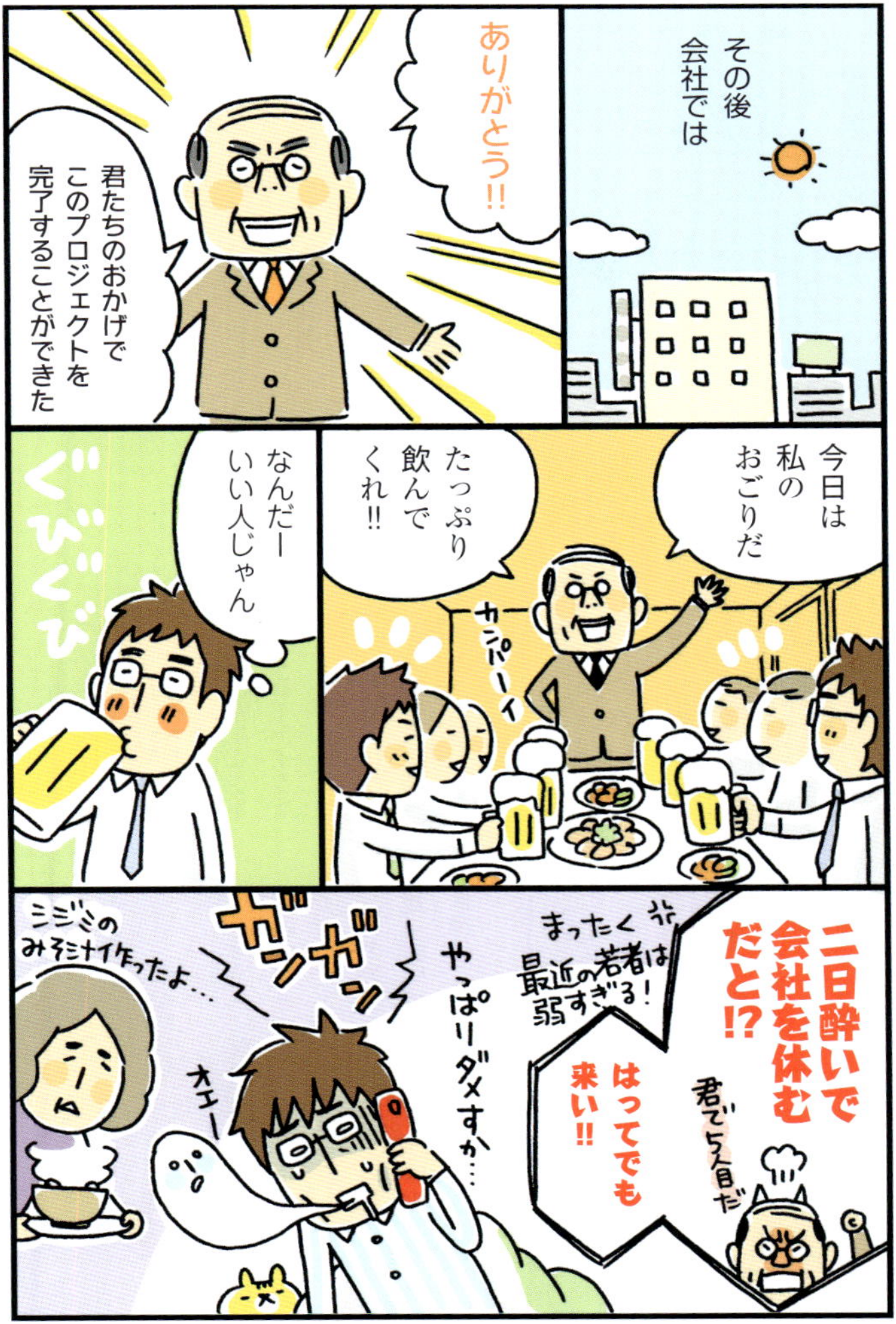
その後
会社では
ありがとう!!
君たちのおかげで
このプロジェクトを
完了することができた
今日は
私の
おごりだ
たっぷり
飲んで
くれ!!
カンパーイ
なんだー
いい人じゃん
ぐびぐび
二日酔いで会社を休むだと!?
はってでも
来い!!
君で5人目だ
まったく
最近の若者は
弱すぎる!
ガンガン
やっぱりダメすか…
オエー
シジミの
みそ汁作ったよ…

ストレス・イライラ

栄養バランスを整え精神を落ち着かせる

食生活のリズムや栄養バランスに乱れが起こると、ストレスの影響を受けやすくなります。長くストレス状態が続く場合、胃潰瘍などを引き起こす可能性もあります。

ストレスやイライラを感じたら、精神安定作用のあるビタミンB_1やカルシウムなどを補給しましょう。また、ビタミンCも、ストレス耐性を高める働きがあります。

クルミ

ビタミンやミネラルが豊富なクルミは、ストレスからくるイライラを軽減する作用があります。特にα-リノレン酸に、抗ストレス・抗うつ作用があると言われています。また、よくかむことで脳の血流を促し、気分を落ち着かせる効果も。

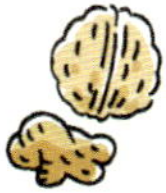

ごま

ごまには精神疲労を解消し、イライラを鎮めるビタミンB_1が豊富。また、カルシウムなどのミネラルもたくさん含まれているので、ストレスによる神経の高ぶりを抑えます。

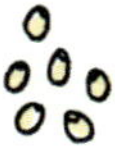

タマネギ

タマネギに含まれる硫化アリルには、精神を安定させる作用があり、イライラを鎮めます。また、ビタミンB_1の吸収を高めるので、豚肉などと一緒に摂ると、より効果的です。同様に、ネギやニンニクも有効です。

ストレス解消のために

ストレスをためないようにするには、規則正しい睡眠や適度な運動などを心がけましょう。また、旅行や趣味を持つなど、意識的に自分の時間を作り、気持ちを上手に切り替えることが、ストレス解消につながります。

ストレスを軽減するα-リノレン酸が豊富

クルミトースト

材料

クルミ…10g
食パン…1枚
スライスチーズ（加熱用）…1枚

作り方

1 クルミをおおまかに刻みます。

2 食パンの上に **1** とスライスチーズをのせ、オーブントースターで焼きます。

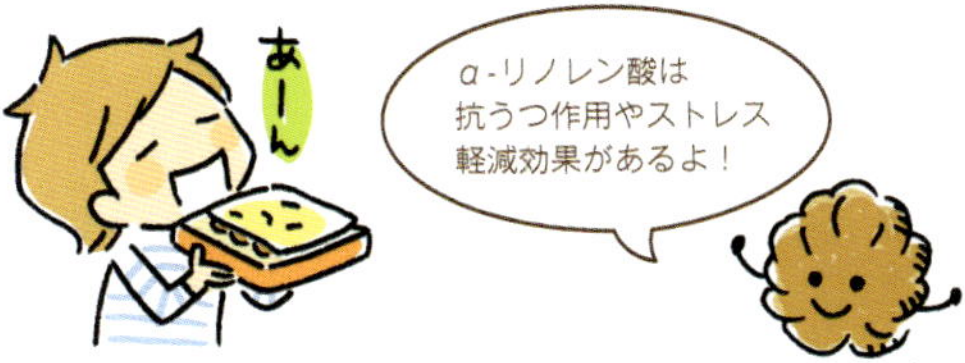
あーん
α-リノレン酸は
抗うつ作用やストレス
軽減効果があるよ！

香ばしい黒ごまが心を落ち着かせる

黒ごま葛湯

材料

黒ごま…20g
葛粉…大さじ1
砂糖…適量
水…150mℓ

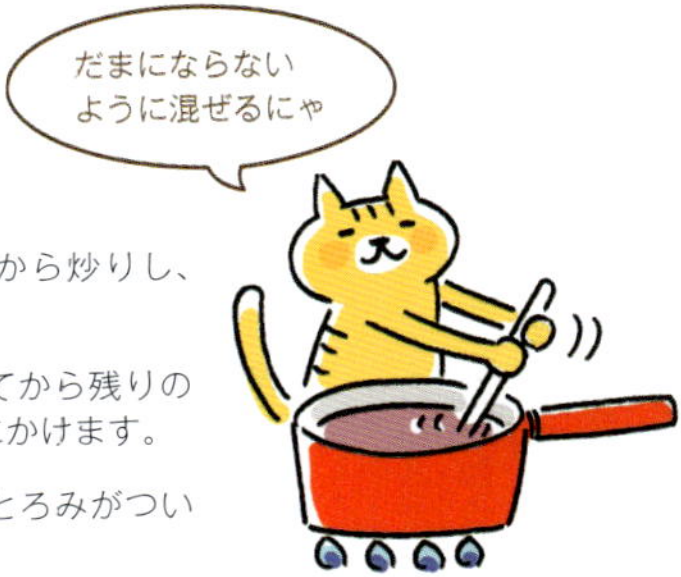
だまにならない
ように混ぜるにゃ

作り方

1 黒ごまをフライパンでから炒りし、すり鉢でつぶします。

2 葛粉を少量の水で溶いてから残りの水と砂糖を加え、弱火にかけます。

3 かきまぜながら温め、とろみがついたら **1** を加えます。

食べ合わせ
黒ごま＋葛

葛は血行を促し、筋肉と精神の緊張をやわらげます。黒ごまとともにイライラ解消に効果的です。

不安・うつ

心身の休息をとって神経を鎮めること

誰でも不安を抱えるものですが、気分が落ち込み、物事に関心や楽しみが見いだせなくなると、うつ病の可能性があります。うつ病にかかると、集中力や記憶力の低下なども引き起こします。

精神的な不調は、体の不調とも密接に関わっています。心身の休養をとりながら、神経を鎮めるカルシウムなどを摂るとよいでしょう。

セロリ

ビタミン類の他、カルシウムも豊富なため、精神を安定させる作用があります。また、セロリの精油成分による独特の香りは、鎮静効果があり、不安や不眠によく効きます。

グレープフルーツ

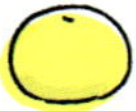

グレープフルーツの香りに、精神を元気にするアロマテラピー効果があります。また、ストレスに対抗するビタミンCが豊富。ただし、薬との併用は弊害が起きる場合もあるので、服用している薬がある時は必ず医師に相談しましょう。

牛乳

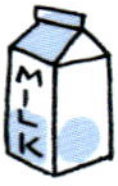

牛乳には神経の高ぶりを鎮める力ルシウムが豊富。不安による動悸などを抑えるのにも有効です。牛乳に含まれるカルシウムは吸収率が高いので、料理などにも使って日常的に摂るようにしましょう。

ほうれん草

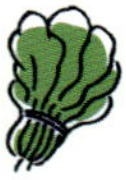

ビタミンCやカルシウムが多く、鉄などのミネラルがバランスよく含まれています。炒め物にすると、油が被膜を作るので、ビタミンCの損失が少なくなります。加熱は短時間で行なうのがポイントです。

香りで気持ちが落ち着き体も温まる

セロリのぽかぽかスープ

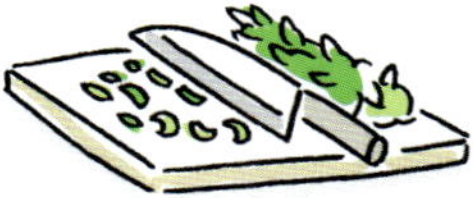

材料　セロリ…1本
水…200㎖
塩・こしょう…各適量

作り方
1 セロリは固い部分を除いて、葉とともに細かくきざみます。

2 鍋に **1** と水を入れて中火にかけ、セロリがやわらかくなったら塩・こしょうで味を調えます。

※スープにすると、生よりもたくさん食べられる上、溶け出した栄養成分も摂ることができます。

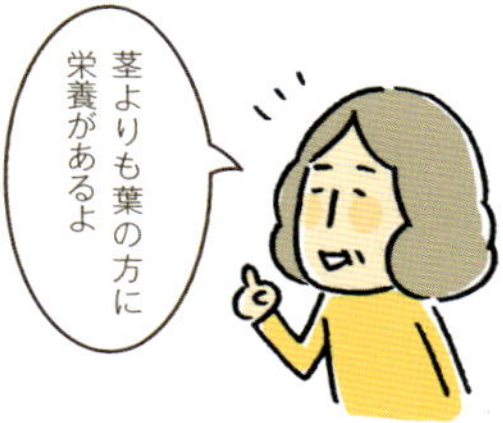
茎よりも葉の方に
栄養があるよ

香りとビタミンCの効果で不安やうつを解消

グレープフルーツのチーズサラダ

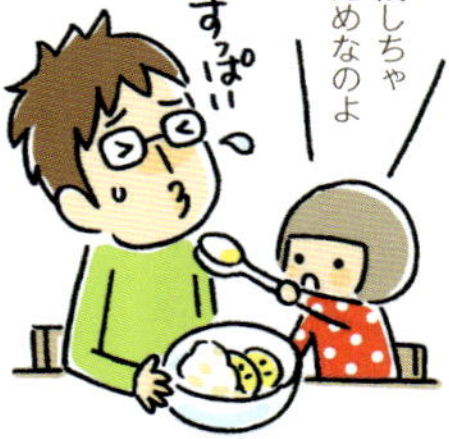
残しちゃ
だめなのよ
すっぱい

材料　グレープフルーツ…1/2個
カッテージチーズ…50g

作り方
1 グレープフルーツは皮と袋を取り除き、食べやすい大きさにします。

2 カッテージチーズと **1** を混ぜ合わせて完成です。

食べ合わせ
グレープフルーツ＋チーズ

チーズにもカルシウムが多く、ビタミンCと相まって不安やうつに効きます。

不眠

睡眠ホルモンの生成を促す食品を

寝つきが悪い、眠りが浅いといった症状が慢性的に続く状態を不眠症と呼びます。眠ろうとすればするほど眠れないといった悪循環に陥りやすいため、まず気持ちを落ち着かせることが肝心です。眠りを誘うホルモンを体内で合成する時に、トリプトファンという成分が必要になるため、積極的に摂りましょう。

豆乳

豆乳には、睡眠ホルモンを作るのに必要なトリプトファンが多く含まれています。また、トリプトファンから作られるセロトニンという物質にも、精神を鎮める働きがあり、不眠解消に効果的です。

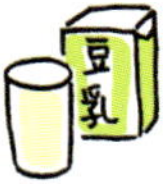

チーズ

牛乳の加工品であるチーズの主成分はタンパク質と脂質です。牛乳と同じくカルシウムやトリプトファンが豊富。チーズはタンパク質と結合しているので、カルシウムが吸収されやすくなっているのも利点です。

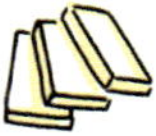

不眠改善のために

お腹の中に消化物がたまっていると眠れなくなるので、夕食は寝る3～4時間前には済ませておくこと。さらに、夜中に目を覚ますもととなるので、体を冷やす食べものは食べすぎないようにしましょう。また、就寝前はコーヒーや紅茶など、覚醒効果のあるカフェインが含まれた飲み物を避けることも不眠改善のためには有効です。

就寝前はコーヒーなどを避けます

体を温めるココアと一緒に

ココア豆乳

材料

豆乳…200mℓ
ココア…大さじ1
ハチミツ…適量
湯…少々

作り方

1 カップにココア・ハチミツ・湯を入れて練り混ぜます。

2 豆乳を温め、1に少しずつ加えながら混ぜます。

※ココアは体を温めるので、就寝前に飲むと効果的です。

不眠解消にぴったり！

ホット豆乳ミルク

材料

豆乳…100mℓ
牛乳…100mℓ
ハチミツ…適量

作り方

1 豆乳と牛乳を鍋に入れ、弱火で温めます。

2 好みでハチミツを入れて完成です。

※トリプトファンは豆乳と牛乳の両方に含まれ、さらに牛乳のカルシウムも同時に摂れるレシピです。

タラコに含まれるパントテン酸も不眠や疲労に効く

チーズとニンジンのタラコ和え

材料

チーズ…50g
ニンジン…100g
タラコ…1本
すりごま…大さじ1

作り方

1 チーズとニンジンは5㎜角に切ります。

2 ニンジンをゆでて、水気を切ります。

3 タラコは薄皮に切れ目を入れてしごきます。

4 タラコとすりごまを混ぜ、チーズとニンジンを和えます。

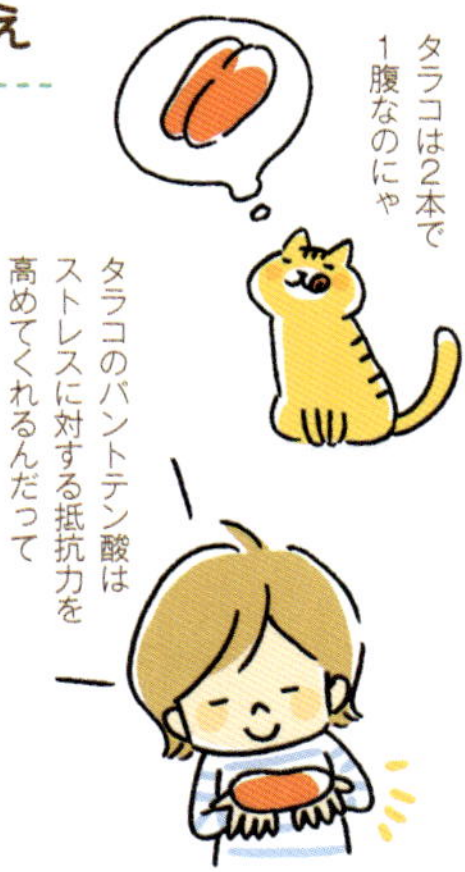
タラコは2本で1腹なのにゃ
タラコのパントテン酸はストレスに対する抵抗力を高めてくれるんだって

心に効くハーブ

ハーブとは、香辛料や薬用として用いられる香草や薬草のこと。さまざまな薬効があり、ハーブティーとして飲んだり、精油として抽出されたものは、アロマテラピーなどにも使用できます。

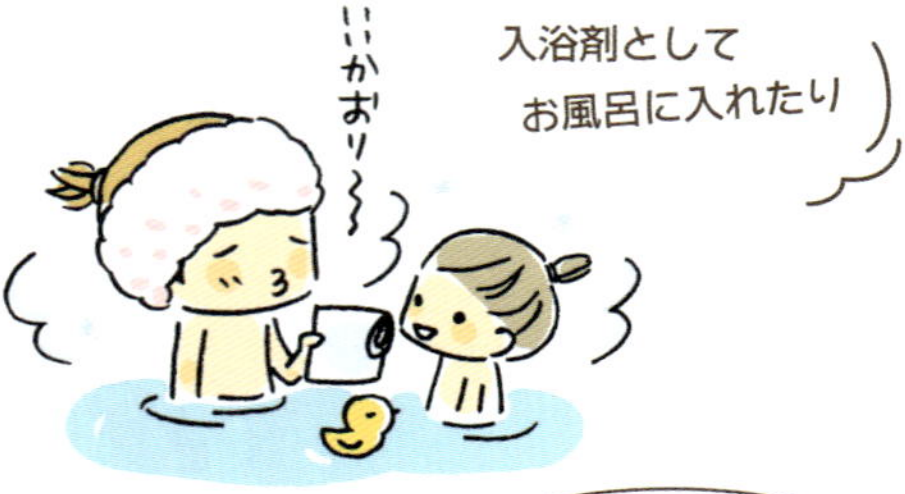
いいかおり〜
入浴剤として
お風呂に入れたり

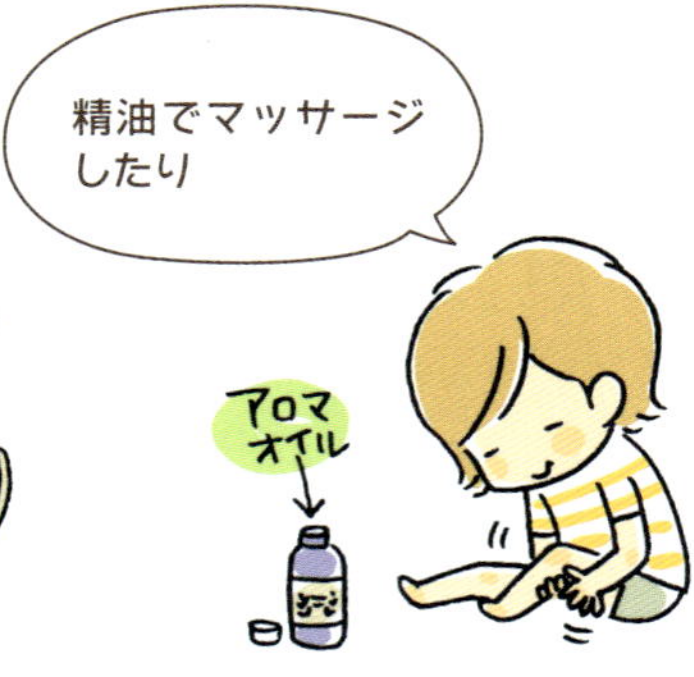
精油でマッサージ
したり
アロマ
オイル

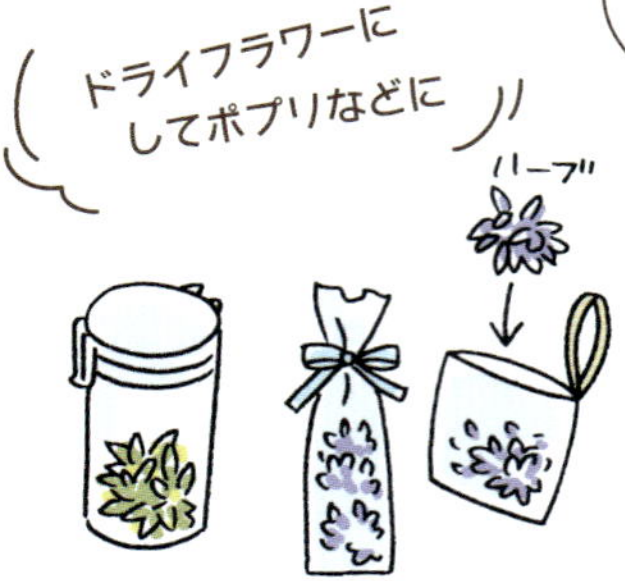
ドライフラワーに
してポプリなどに
ハーブ

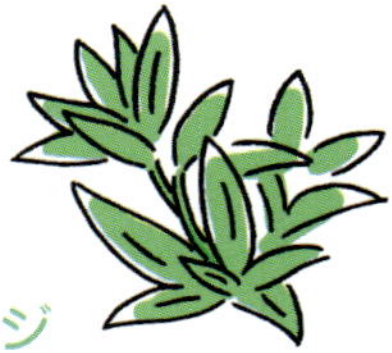

セージ

消毒・抗菌作用があり、香りには
不安を取り除く効果もあります。

ペパーミント

神経などの働きをスムーズに
し、精神疲労などをやわらげ
ます。

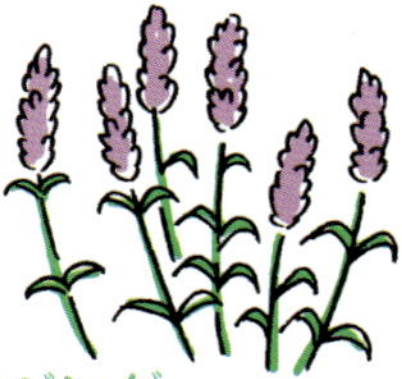

ラベンダー

緊張・不安をやわらげ、
安眠をもたらします。

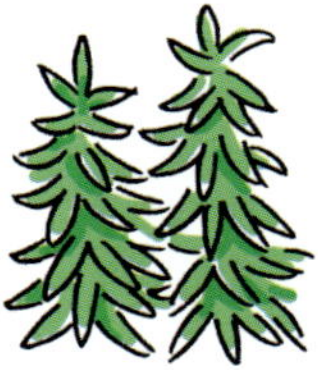

ローズマリー

神経を強化し、記憶力や
集中力を高めます。

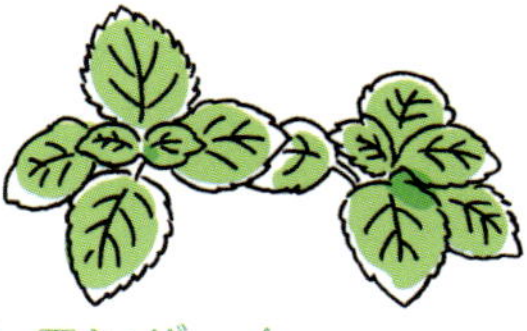

レモンバーム

鎮静効果があり、不眠解
消に効きます。

ネロリ

ヒステリーを鎮め、うつ状態を
軽減します。

食欲不振

食欲を増進させる香りを上手く使って

空腹感があっても食欲がわかない状態を食欲不振といいます。胃炎などの病気にかかった際の症状としてあらわれることもありますが、多くはストレスなど精神的なものが原因です。このため、気分を切り替えてストレスを除くことが第一。食欲を増進させる香りの食べものを料理に使うことなどが、症状の改善につながります。

梅

梅には酸味の強いクエン酸などが含まれ、口に入れると唾液の分泌を促します。さらに胃腸の働きを活性化し、食欲を増進させる効果があります。食物繊維も含むため、整腸作用も期待できます。

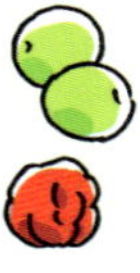

ショウガ

料理の風味をよくするショウガの香りには、食欲を増進させる働きがあります。また、ショウガに含まれるショウガオールなどの辛み成分にも同様の効果があり、さらに消化を促すのにも役立ちます。

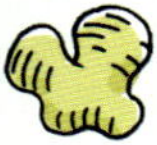

パセリ

パセリの香り成分であるピネンやアピオールに、食欲増進作用があります。みじん切りにする時は、よく水気を切るように。刻んだ後で水にさらすと、薬効が減少するので注意しましょう。

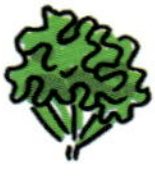

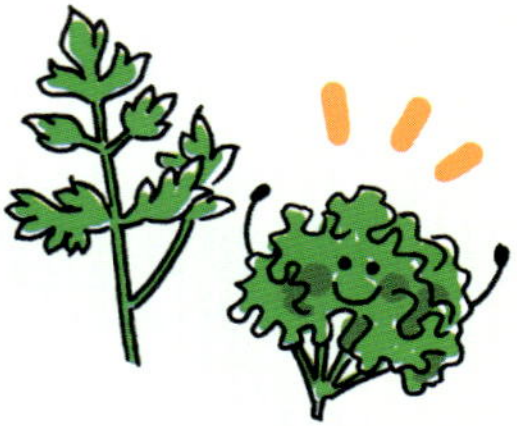

一般的に葉が縮れているものをパセリ、葉が真っすぐなものをイタリアンパセリと呼んでいます。

口の中がさっぱり、梅の酸味で食欲増進

白菜の梅肉巻き

材料

白菜…1枚
梅干し…2～3個

作り方

1 白菜は芯を除いてゆでた後、縦半分に切ります。

2 梅干しは種を取り除き、包丁でたたきます。

3 白菜の端に2をのせてくるくると巻き、食べやすい大きさに切ります。

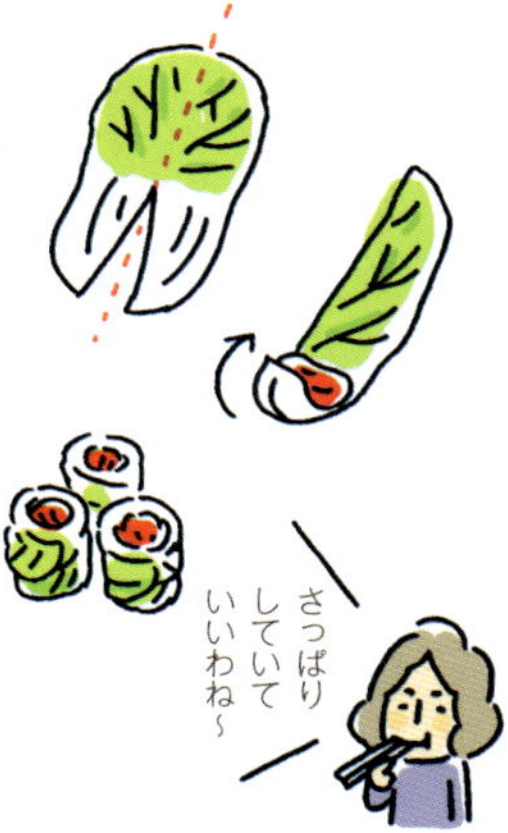
さっぱりしていていいわね～

ショウガを使ったドリンクなどもお手軽に

ショウガのハチミツ漬け

材料

ショウガ…200g
ハチミツ…500g

作り方

1 ショウガはよく洗って、皮をむかずに1㎜ぐらいの薄切りにします。

2 容器にショウガを入れてハチミツを注ぎ、冷蔵庫で保存します。

※半日ぐらいから使えますが、3日ほど置くと、おいしく食べられます。

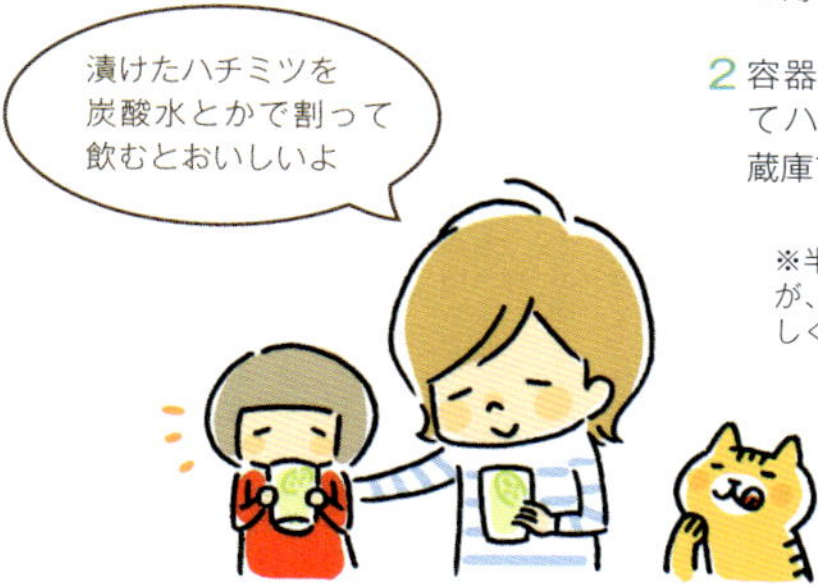
漬けたハチミツを
炭酸水とかで割って
飲むとおいしいよ

二日酔い

二日酔いの原因を排出することが第一

アルコールを分解する時に生まれるアセトアルデヒドという物質が、頭痛などの症状を引き起こします。短時間に多くの酒を飲むほど、血中のアセトアルデヒド濃度が高くなり、二日酔いがひどくなるのです。アセトアルデヒドを排出するのを促すため、消化を助けるものや、水分を充分に摂ることが、二日酔いの改善に有効です。

大根

アミラーゼなどの酵素が消化を促し、二日酔いの原因物質であるアセトアルデヒドを早く体外へ排出します。また、大根は肝臓の働きを助けるビタミンCも豊富で、アセトアルデヒドの分解を早めます。

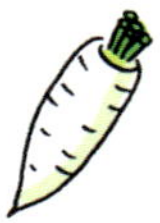

シジミ

シジミは、必須アミノ酸やタウリンなどが豊富。タンパク質が主成分である肝臓は、必須アミノ酸により細胞の合成が促進されます。さらに、タウリンは肝臓の働きを促し、酔いの解消を進めます。

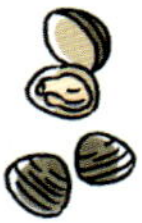

二日酔いを防ぐには

第一に空腹時に酒を飲まないこと。そして短時間に飲まないこと。飲む時はつまみを食べながら酒を飲むとよいでしょう。

つまみは、胃の粘膜を保護し、解毒する酵素を増やすタンパク質が多いチーズや、タウリンの多いタコなどが最適です。また、酸性の酒を中和する海藻などのアルカリ性食品を一緒に摂るのもおすすめです。

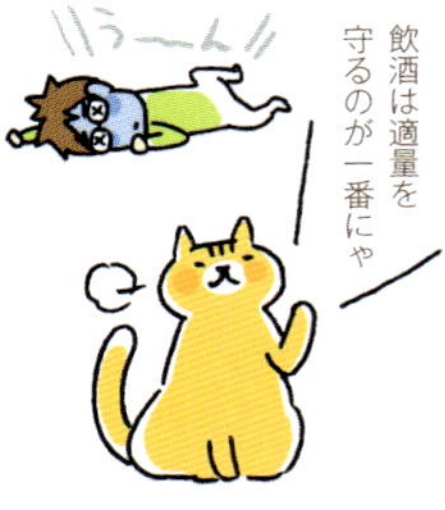

みその大豆タンパク質も二日酔いに効果あり

シジミのみそ汁

材料　シジミ（殻つき）…100g
水…300mℓ
みそ…大さじ1
塩水（砂抜き用）［水…500mℓ／塩…小さじ1］

作り方
1 シジミは殻をこすりながら水洗いし、塩水に浸けて3時間ほど置きます。
2 鍋に塩水から出した1と水を入れ、火にかけます。
3 シジミの口が開いたらみそを溶き入れます。

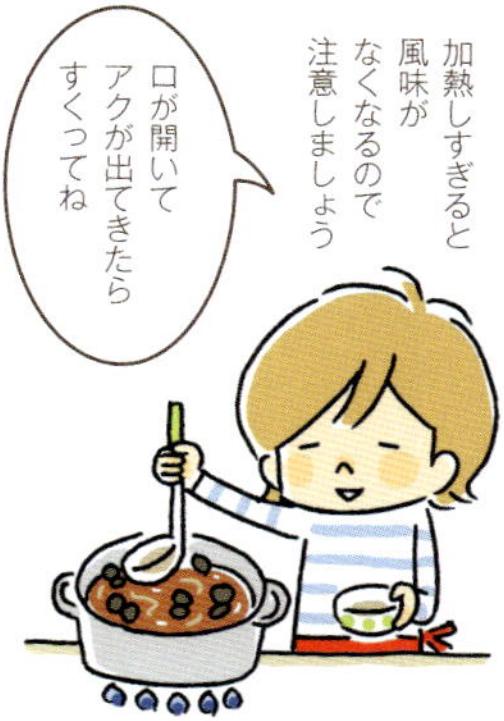
加熱しすぎると風味がなくなるので注意しましょう
口が開いてアクが出てきたらすくってね

二日酔いの不快感もゆかりで解消

大根のサッパリゆかり和え

ゆかりのクエン酸も肝臓の働きを助け、二日酔いに効きます

材料　大根…50g
ゆかり…小さじ1
塩…少々

作り方
1 大根は3cm長さの薄い短冊切りにして、塩をふります。
2 しんなりしたら水気をしぼり、ゆかりを混ぜ合せます。

※ゆかりはシソを梅酢で漬けて乾燥させたものなので、梅と同様にクエン酸が含まれています。

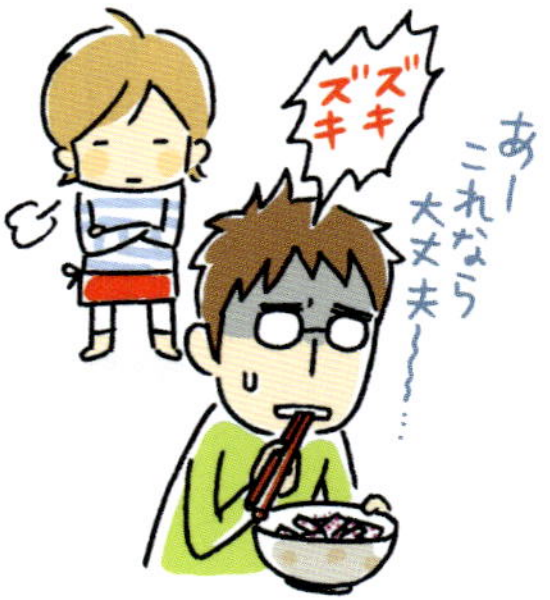
ズキズキ
あー これなら 大丈夫〜〜…

第3章

胃腸・泌尿器に効く食べものとレシピ

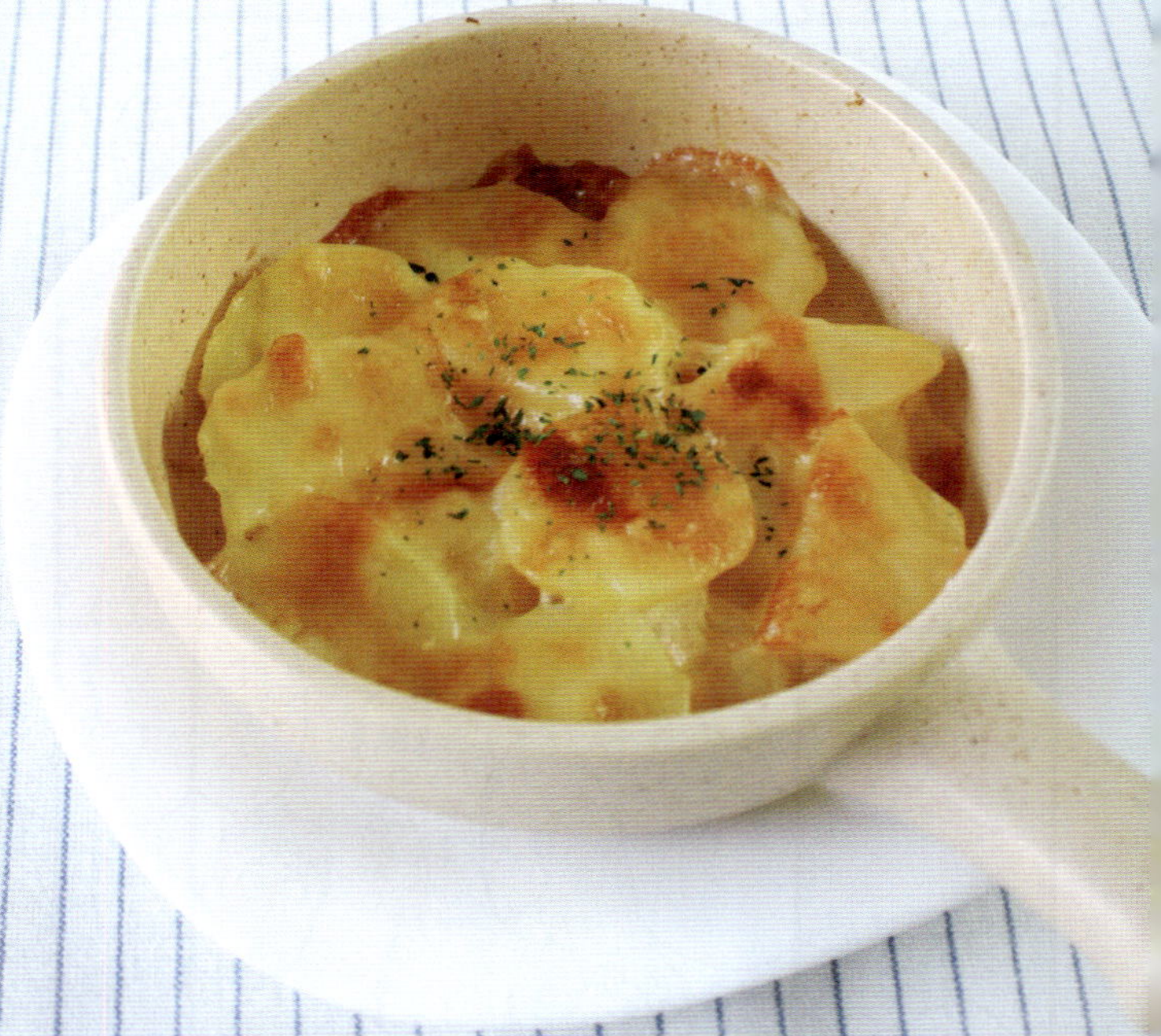

じゃがいものチーズ焼き（77p）

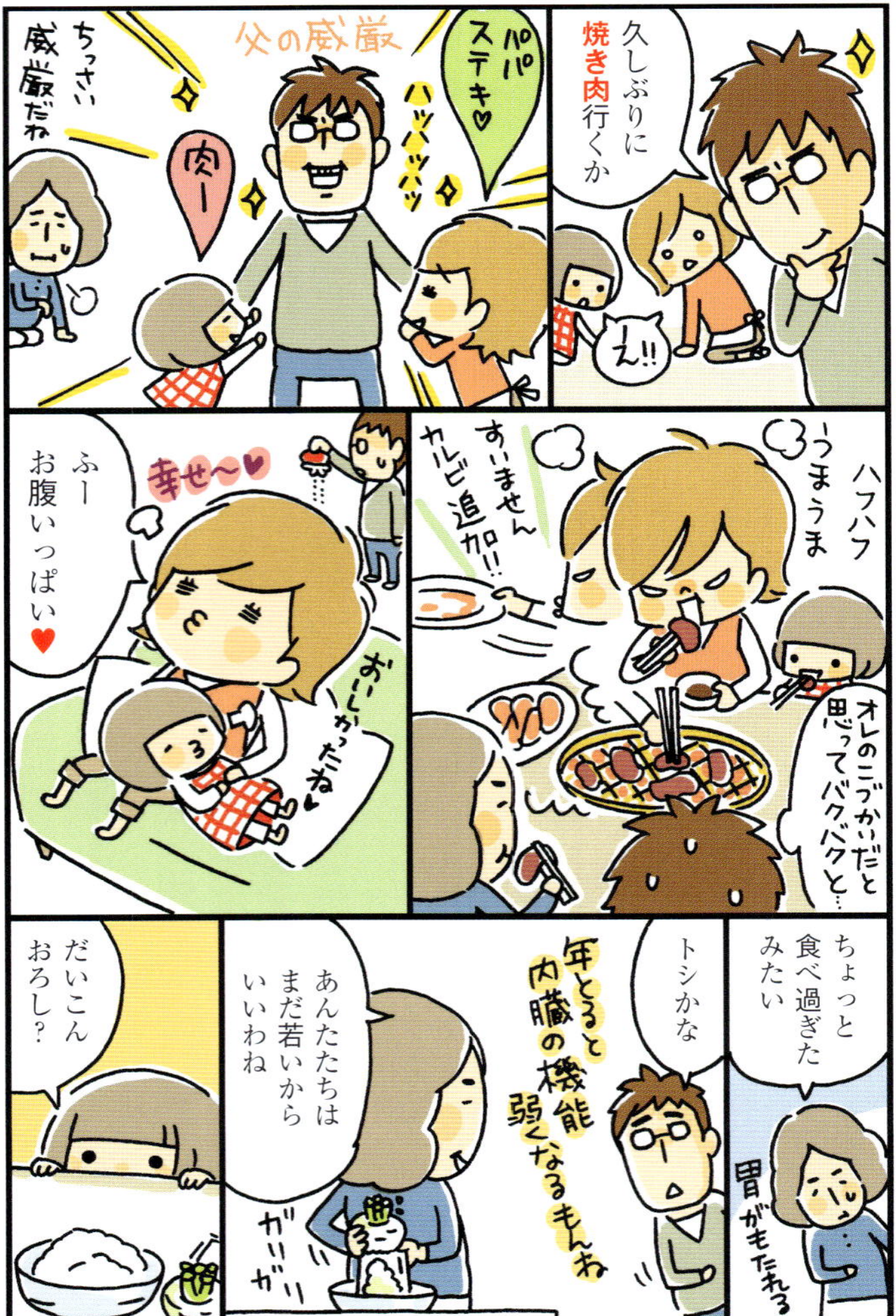
久しぶりに焼き肉行くか
ん!!
パパステキ♡
ハッハッハッ
父の威厳
肉ー
ちっさい威厳だね
ハフハフ
うまうま
すいません
カルビ追加!!
オレのこづかいだと思ってバクバクと…
ふー
お腹いっぱい♥
幸せ〜♥
おいしかったね♥
ちょっと食べ過ぎたみたい
胃がもたれる
トシかな
年とると内臓の機能弱くなるもんね
あんたたちはまだ若いからいいわね
ガリガリ
だいこんおろし?

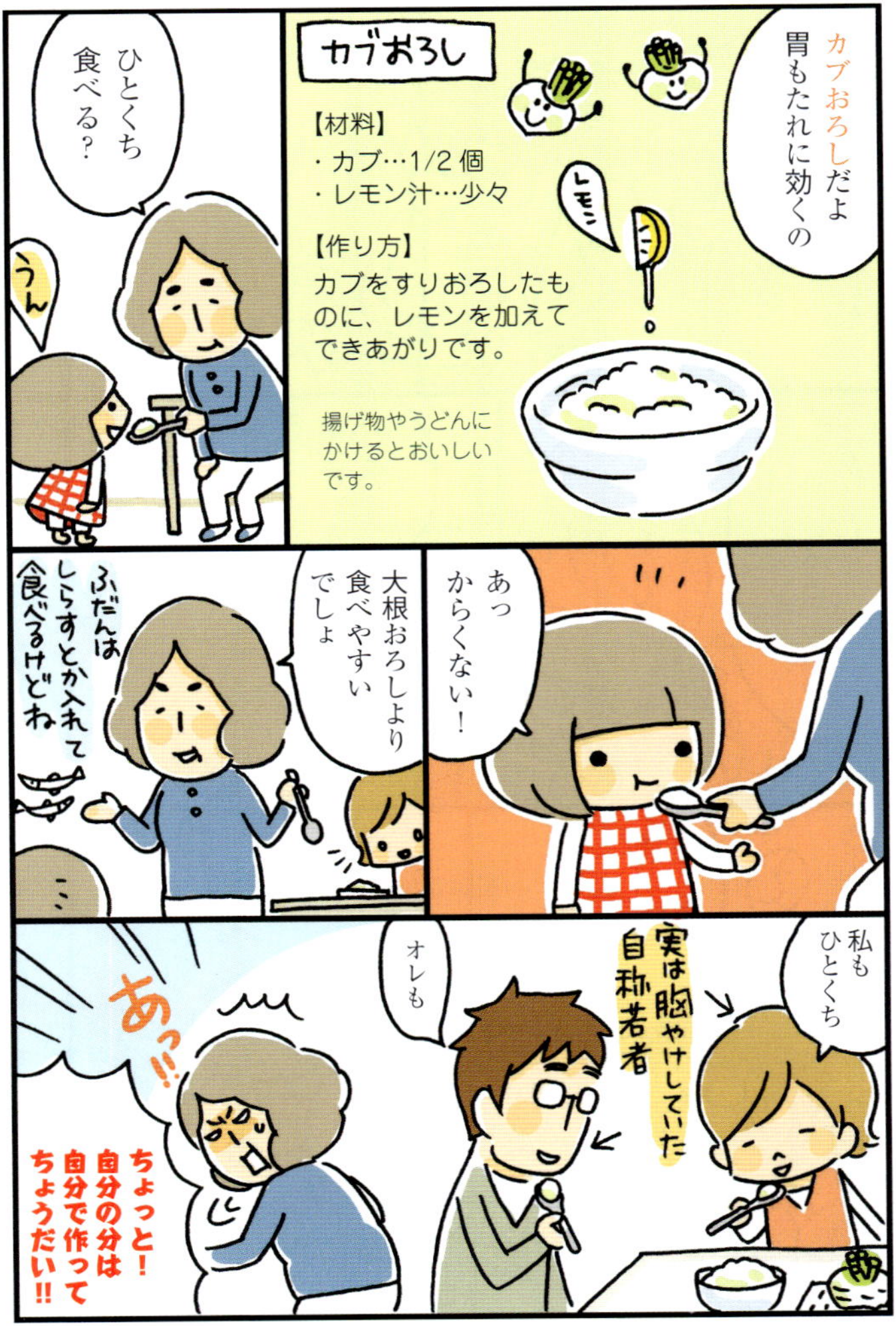
カブおろしだよ 胃もたれに効くの
カブおろし
【材料】
・カブ…1/2 個
・レモン汁…少々
【作り方】
カブをすりおろしたものに、レモンを加えてできあがりです。
揚げ物やうどんにかけるとおいしいです。
ひとくち 食べる？
うん
あっ からくない！
大根おろしより 食べやすい でしょ
ふだんは しらすとか入れて 食べるけどね
私も ひとくち
実は胸やけしていた 自称若者
オレも
あっ!!
ちょっと！ 自分の分は 自分で作って ちょうだい!!

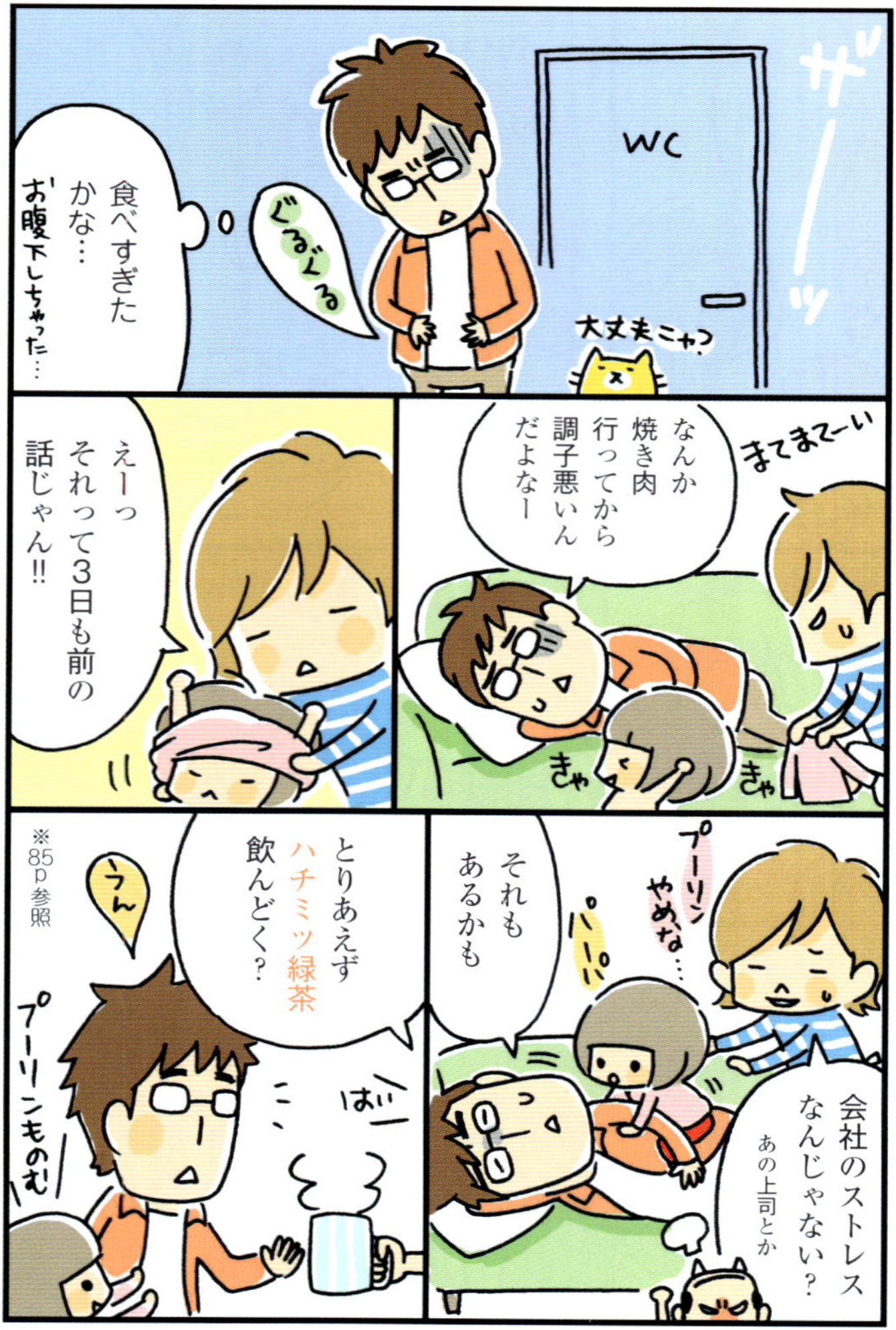

ザーーッ
WC
大丈夫ニャ?
ぐるぐる
食べすぎたかな…
お腹下しちゃった…
まてまてーい
なんか焼き肉行ってから調子悪いんだよなー
きゃ
きゃ
えーっ それって3日も前の話じゃん!!
プーリン やめな…
パーパ
それもあるかも
会社のストレスなんじゃない?
あの上司とか
とりあえずハチミツ緑茶飲んどく?
※85p参照
うん
はい
プーリンものむ

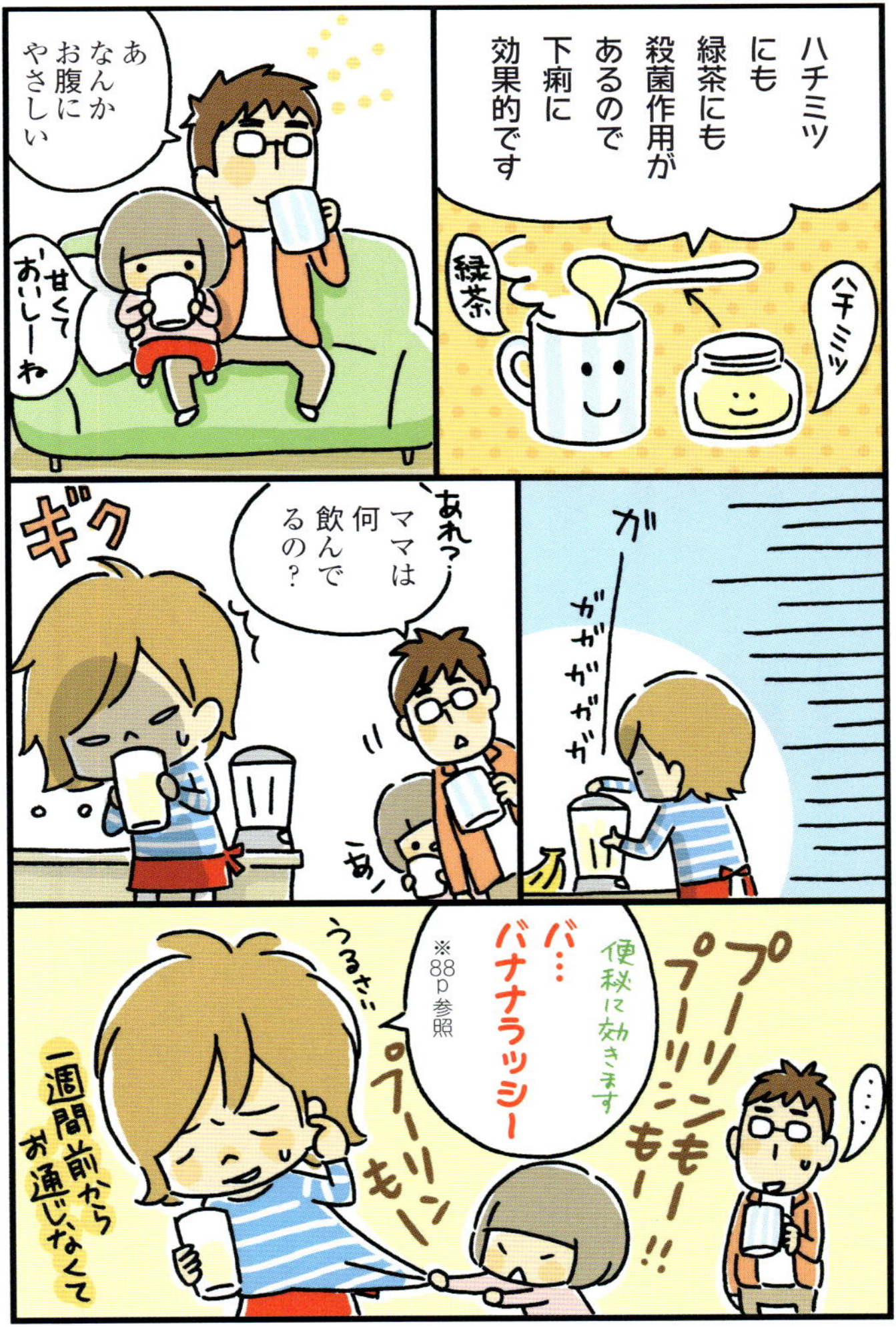
ハチミツにも緑茶にも殺菌作用があるので下痢に効果的です
ハチミツ
緑茶
あ なんかお腹にやさしい
甘くておいしーね
ガ
ガガガガガガ
ギク
あれっママは何飲んでるの?
あ、
プーリンもー
プーリンもー!!
便秘に効きます
バ…
バナナラッシー
※88p参照
うるさい
・・・
一週間前からお通じなくて
プーリンもー

胃痛

ビタミンCやUで粘膜を強くする

胃痛は、胃酸の分泌過多により、胃の粘膜が荒れたり、ただれたりして、主に空腹時や夜間などに現れます。潰瘍などの病気が原因の場合もありますが、胃痛には、粘膜を強化するビタミンC、粘膜の修復を促すビタミンUなどが有効です。潰瘍などは再発しやすいので、消化のよい食事を心がけ、暴飲暴食は避けるようにしましょう。

みかん

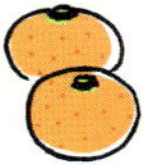

みかんの皮を干した「陳皮《ちんぴ》」には、胃腸の調子を整えたり、炎症を抑えたりする作用があります。皮に含まれるヘスペリジンという成分にも、胃液の分泌を促す働きがあり、胃痛や胃もたれの時などに効果的です。

じゃがいも

粘膜を強化するビタミンCが多く含まれています。加熱してもビタミンが壊れにくいのが利点。また、じゃがいものタンニンに、胃潰瘍の原因となるピロリ菌を排除する作用があり、潰瘍を防ぎます。

キャベツ

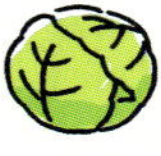

キャベツには胃腸粘膜の細胞組織を修復するビタミンUが多く、胃炎や胃潰瘍を予防する効果があります。薬効は生で摂るのが一番ですが、少し加熱すると、繊維質の消化でかかる胃の負担を軽減することができます。ただしビタミンUは熱に弱いため、加熱しすぎに注意しましょう。

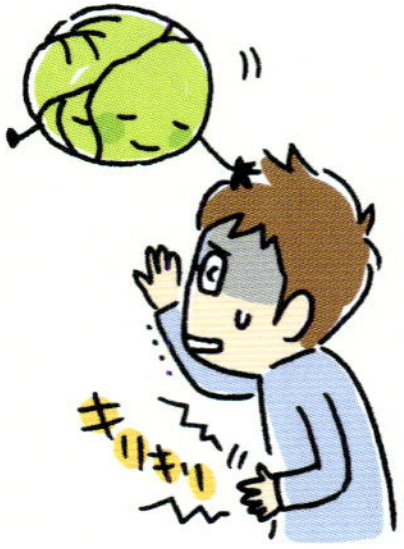

乾燥させることで薬効を高める

みかん茶

材料

みかんの皮…2～3個分
水…400mℓ

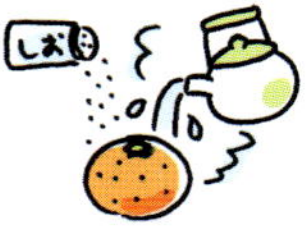

※みかんの皮をむく前に熱湯をかけ、塩（分量外）をつけてこすります。塩は水で流します。

作り方

1 みかんの皮を1週間ほど天日に干します。

2 鍋に1と水を入れ、15～20分ほど煮出します。

3 煮汁をこして温かいうちに飲みます。

熱に強いビタミンCの宝庫

じゃがいものチーズ焼き

※じゃがいものデンプン質は、加熱によって糊化するので、ビタミンCの流出を防ぐ効果があります。

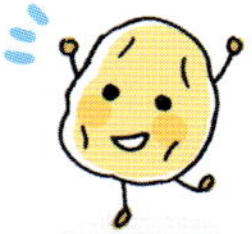

材料

じゃがいも…1個
ピザ用チーズ…適量
塩…少々

作り方

1 じゃがいもをゆでて皮をむき、1㎝厚さの輪切りにし、塩をふって耐熱容器に並べます。

2 1にチーズをのせてオーブントースターで焼き、チーズに焦げ目がついたら完成です。

消化の負担を加熱調理で解消

キャベツのおひたし

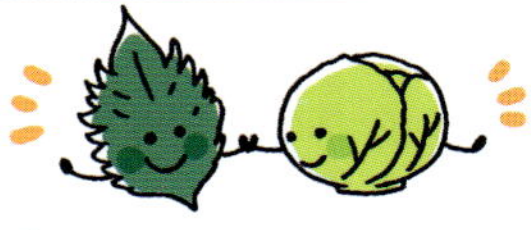

材料

キャベツ…50g
ワカメ（生）…10g
しょうゆ…少々
だし汁…小さじ1

作り方

1 キャベツとワカメをひと口大に切ります。

2 1を熱湯でさっとゆで、水気をしぼります。

3 しょうゆとだし汁を混ぜ、2と和えます。

胃もたれ・胸やけ

暴飲暴食を避け 消化を助けるものを

　みぞおちから胸にかけての不快感を胸やけ、胃が重く感じる症状を胃もたれと呼びます。胸やけは主に胃酸過多の時、胃もたれは胃酸が少なく、消化が不十分な時に見られます。健康な人でも暴飲暴食やストレスが原因で起きることがあるので、症状があらわれた時には、胃液の分泌を促し、消化を助ける食べものを摂るようにしましょう。

カブ

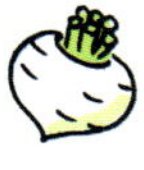

　カブの白い部分には、デンプンの消化を助けるアミラーゼや、タンパク質の分解を助ける酵素などが含まれています。葉にはβ-カロチンの他、ビタミン類、カルシウムなども豊富です。カブを料理する時は、葉も一緒に摂るとよいでしょう。

りんご

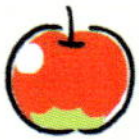

　りんごに含まれるクエン酸などが胃液の分泌を促すので、消化不良による胃もたれを改善します。また、食物繊維であるペクチンも多く、腸の調子を整える作用もあります。

大根

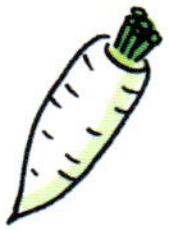

　大根に含まれるジアスターゼなどの消化酵素が、消化・吸収を助けて胃液を中和させます。ただし、ジアスターゼは熱に弱いので、大根おろしなど生で摂るのがおすすめです。

胃もたれ・胸やけ予防法

　胃もたれを防ぐには、ごはん・うどん・豆腐など、消化のよいものを摂ることが大切です。食物繊維の多い野菜などは、煮る・蒸すといった調理法だと消化がよくなります。また、酒や香辛料を摂りすぎないよう注意しましょう。

胃が不快な時に食べたい

りんごヨーグルト

材料　りんご…1 個
ヨーグルト…200g

作り方
1 りんごは皮をむき、ひと口大に切ります。
2 ヨーグルトと **1** を混ぜ合わせます。

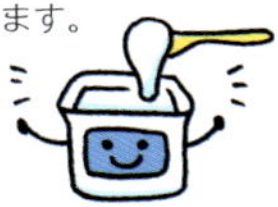

※ヨーグルトにも整腸作用があり、便秘の時などにも効果的です。

カブの酵素が消化を助ける

カブのあっさりスープ

材料　カブ…1 個
水…200mℓ
塩・こしょう…各適量

作り方
1 カブを水洗いし、食べやすい大きさに切ります。
2 鍋に水と **1** を入れ、カブがやわらかくなるまで煮ます。
3 塩・こしょうで味を調えて完成です。

大根の栄養を余すことなく摂る

大根のみそ汁

材料　大根…60g
大根の葉…15g
だし汁…300mℓ
みそ…大さじ 1

作り方
1 大根はイチョウ切りにし、大根の葉はみじん切りにします。
2 鍋にだし汁と大根を入れて中火にかけます。
3 大根がやわらかくなったら、大根の葉とみそを加えてひと煮立ちさせます。

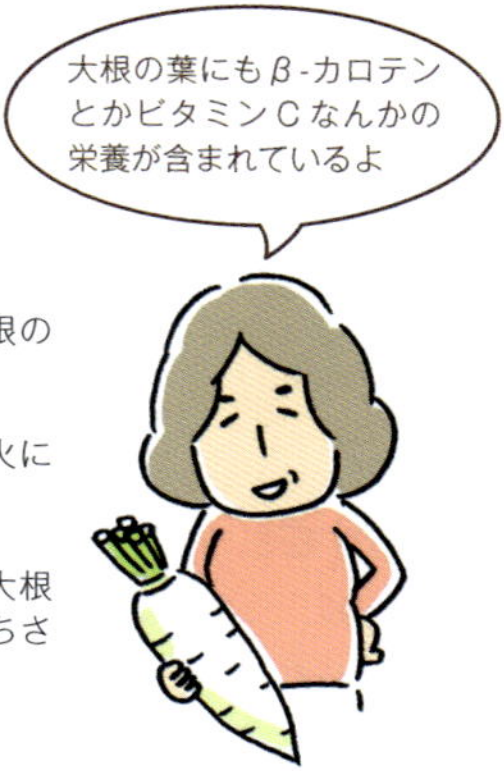
大根の葉にもβ-カロテンとかビタミンCなんかの栄養が含まれているよ

吐き気・嘔吐

異物を排出する反応
嘔吐後は安静に

吐き気・嘔吐は、嘔吐中枢が刺激を受けることによって引き起こされます。ストレス・潰瘍・食あたりなど、その原因はさまざま。多くは胃の中の異物を排出することによって体を守る防御反応なので、吐き気が生じた時は止めるより吐いた方がよいでしょう。嘔吐後は安静にし、スープなど食べやすくて栄養のあるものを摂りましょう。

ショウガ

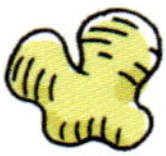

ショウガの辛み成分・ジンゲロンに、抗菌・殺菌作用があり、吐き気止めに効果的です。体を温めるので、内臓の冷えが原因の吐き気にも効きます。また、乗り物に乗る前にショウガを摂ると、乗り物酔いを防ぐことができます。

塩水

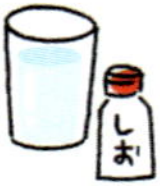

飲みすぎなどで吐き気がある場合は、我慢するよりも吐いてしまった方が楽になります。塩水は胃を刺激して嘔吐を促す上、殺菌効果もあるので、吐き気がある時に有効です。

嘔吐後の処置

嘔吐の後は、吐いたものがのどにつまったりしないよう、気道を確保することが先決です。座らせるか、頭の方を高くして寝かせるようにしましょう。横になっている場合は顔を横に向かせること。ボタンやベルトなどをはずして、体をしめつけないことも大切です。また、体が冷えないよう毛布などで暖めます。嘔吐後は脱水症状を起こしやすくなるので、水分を補給するように。

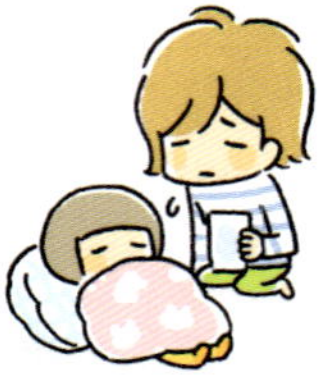

嘔吐の後は水分補給を

嘔吐を促し殺菌効果もある

スッキリ塩水

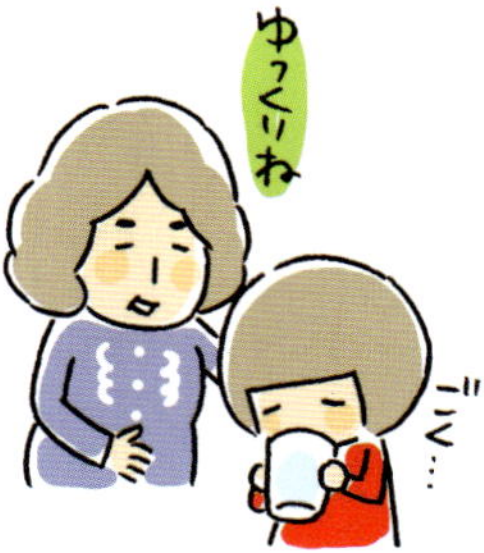
ゆっくりね
ごく…

材料　水…200mℓ
塩…小さじ3

作り方
1 コップに水と塩を入れ、よく溶かします。
2 ゆっくり少しずつ飲みます。

※塩には消炎・殺菌効果があるので、細菌感染も防げます。

吐き気がおさまらない時は

ショウガエキス

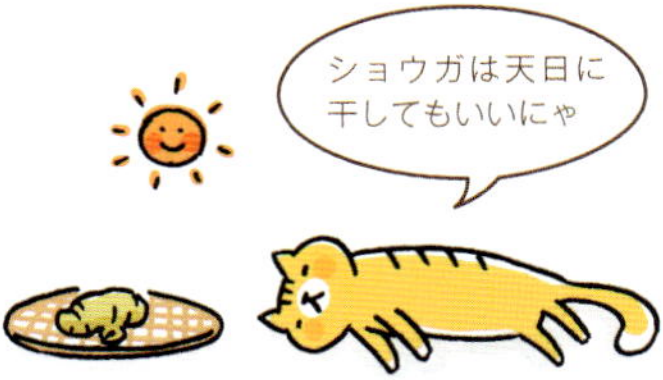
ショウガは天日に干してもいいにゃ

材料　ショウガ…1かけ
水…400mℓ
ハチミツ…お好みで

作り方
1 ショウガは皮をむき、フライパンでから煎りします。
2 1をすりおろして水と一緒に鍋に入れ、水が半分になるまで煮詰めます。

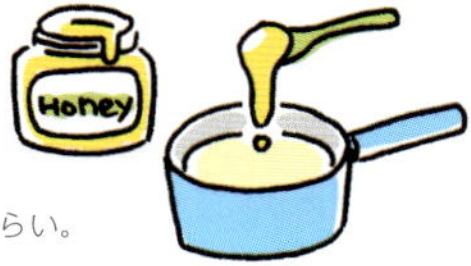
Honey

※飲む量は1回につきスプーン1杯ぐらい。ハチミツを加えると飲みやすくなります。

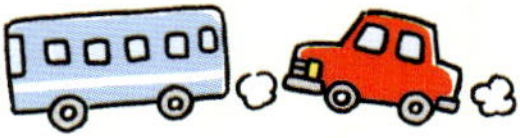

乗り物酔いしやすい人はバスや車に乗る前にショウガエキスを！

お茶の効能

緑茶や中国茶など、健康によいとされるお茶は多々あります。薬草を乾燥させて、通常のお茶のように飲める薬草茶も多く出回っているので、自分に合うお茶を探すとよいでしょう。

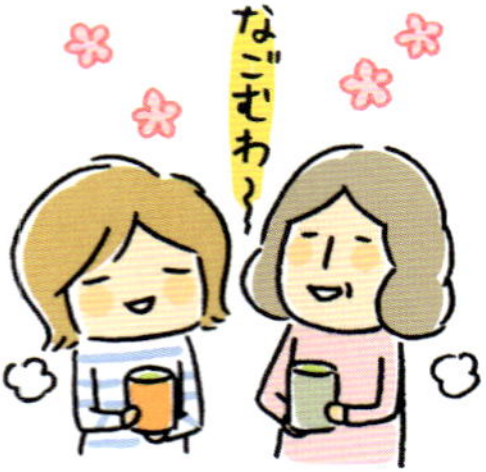

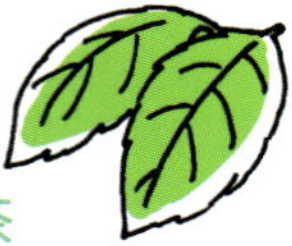

杜仲茶

カルシウムや鉄などのミネラルが豊富で、血圧を下げる作用があります。

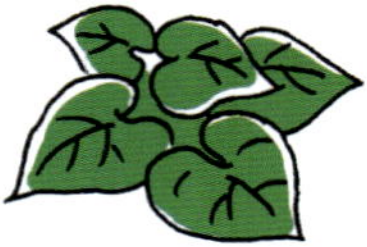

ドクダミ茶

毒消しとして活躍するドクダミは、便秘や膀胱炎などに効果があります。

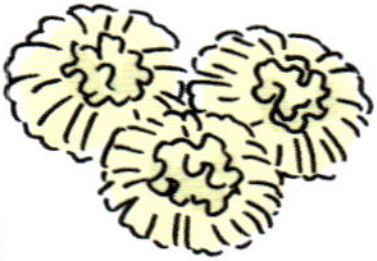

菊花茶

菊の花を煎じた薬草茶で、頭痛やめまいに効きます。

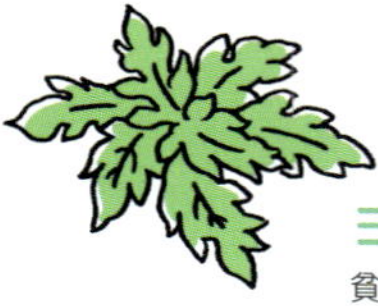

ヨモギ茶

貧血や冷え性に効果的。食欲不振にも効きます。

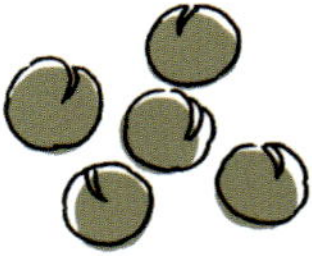

黒豆茶

アントシアニンを含み、目の疲れや肌荒れ解消に有効です。

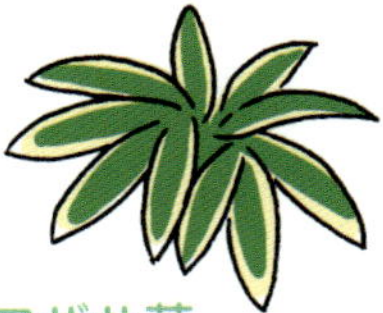

クマザサ茶

ビタミンＣやミネラルが多く、疲労回復などの効果があります。

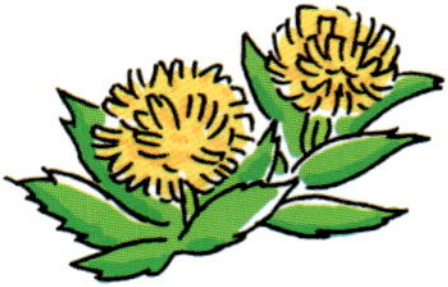

ベニバナ茶

活性酸素を除去する作用があり、動脈硬化や生理痛などに効きます。

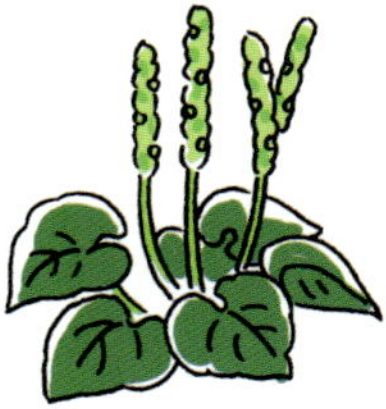

オオバコ茶

せきや痰を鎮め、便秘や痔などを解消します。

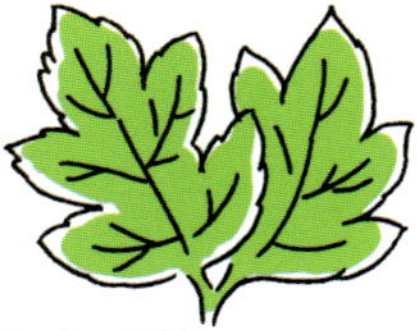

アシタバ茶

ビタミンB_1やＣが豊富で、不眠や花粉症などの改善に効果があります。

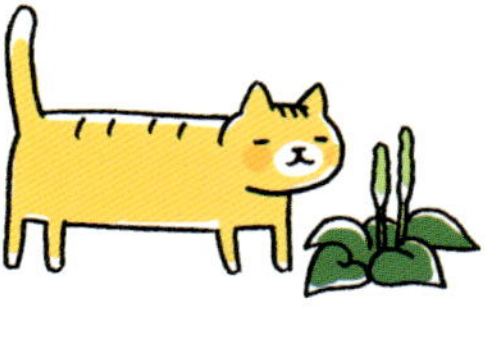

下痢

腸への刺激が強い海藻類は避けること

食べすぎや飲みすぎ、冷え、精神的な原因などによって起こる、水分の多い便を下痢といいます。

水分が多量に失われるので、水分を常に補給することが肝心です。ただし、冷たいものは腸を刺激するので、温めて飲みます。また、腸への刺激が強い柑橘系の果物や、海藻類、油ものなどは控えるようにしましょう。

ハチミツ

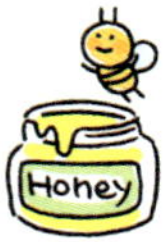

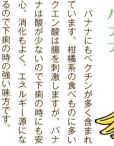

ハチミツの甘味成分・オリゴ糖は、大腸内の善玉菌の栄養となり、腸の調子を整えます。ただし、オリゴ糖を摂りすぎると、おなかがゆるくなることがあるので注意しましょう。また、ハチミツには殺菌作用もあるので、細菌性の下痢にも効果的です。

梅

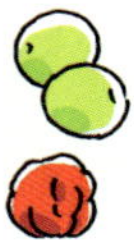

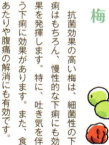

抗菌効果の高い梅は、細菌性の下痢はもちろん、慢性的な下痢にも効果を発揮します。特に、吐き気を伴う下痢に効果があります。また、食あたりや腹痛の解消にも有効です。

りんご

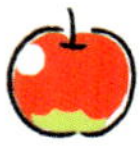

りんごには食物繊維のペクチンが豊富。このペクチンが腸壁の粘膜を保護するので、下痢の改善にぴったりです。りんごのペクチンは、切る、すりおろすといった加工や加熱にも強いのが特長です。

バナナ

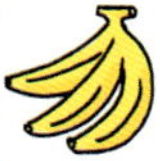

バナナにもペクチンが多く含まれています。柑橘系の食べものに多いクエン酸は腸を刺激しますが、バナナは酸が少ないので下痢の時にも安心。消化もよく、エネルギー源になるので下痢の時の強い味方です。

緑茶とのダブル抗菌効果

ハチミツ緑茶

材料　緑茶の茶葉…大さじ２
ハチミツ…小さじ１
湯…200mℓ

作り方
1 急須に茶葉を入れて湯を注ぎ、カップに移します。
2 ハチミツを加え、よくかき混ぜます。

※緑茶に含まれるタンニンにも抗菌作用があるので、ハチミツとの相乗効果が期待できます。

梅の有機酸で吐き気もすっきり

大根とキュウリの梅肉サラダ

材料　大根…10cm
キュウリ…１本
梅干し…３～４個

作り方
1 梅干しは種を除いて包丁でたたきます。
2 大根とキュウリは4cmぐらいの短冊切りにします。
3 **1**と**2**を和えて器に盛ります。

整腸作用のあるりんごをやさしく蒸す

カモミール風味の蒸しりんご

カモミールも腹痛をやわらげ、下痢の改善に役立ちます

材料　りんご…１個
水…200mℓ
カモミールのティーバッグ…１個
砂糖…大さじ１

作り方
1 りんごを水洗いし、皮つきのまま12等分し、芯を取り除きます。
2 耐熱容器にティーバッグと湯を入れ、カモミールティーをつくります。
3 **2**に**1**と砂糖を加えてサランラップをかけ、レンジ（600w）で５分ほど加熱します。

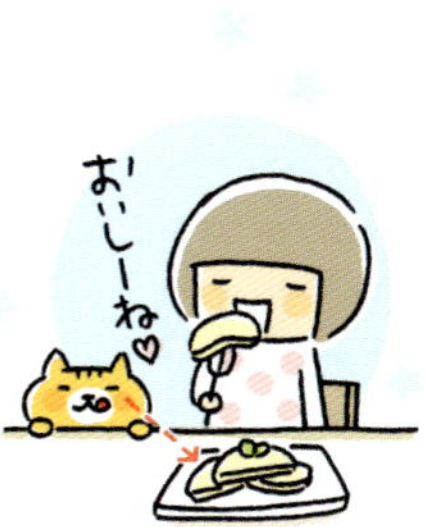

便秘

弛緩性の便秘には食物繊維などを摂る

便秘とは便が腸内に停滞したまま排泄されない状態のこと。大半は、腸のぜん動運動が弱いために起こる弛緩性の便秘です。改善には腸の働きを活発にするものや、便のかさを増やし、便をやわらかくする食物繊維などが効果的。ストレスなどによって腸の活動が妨げられるけいれん性便秘の場合は、消化のよいものを中心に摂りましょう。

さつまいも

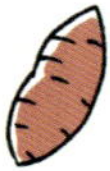

さつまいもを切った時に出る白い液体はヤラピンという成分で、腸のぜん動運動を促進し、便をやわらかくする作用があります。また、セルロースなどの食物繊維やビタミンCも多く、腸の調子を整えます。ビタミンCは、乳酸菌の栄養素となるので、腸内の善玉菌を増やして便秘改善に効果的です。

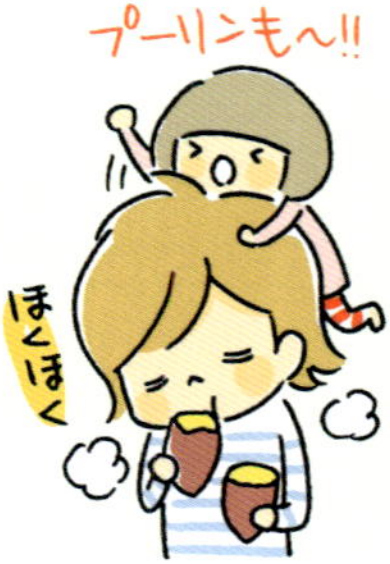

ゴボウ

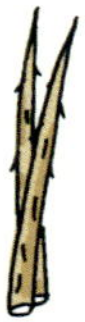

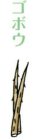

セルロースやリグニンなどの食物繊維が豊富。便のかさを増やして腸のぜん動活動を促し、便通をよくします。リグニンは時間が経つほど切り口から発生するので、切った後はしばらく置いておきましょう。

ゴボウの下ごしらえ

皮に栄養が多いので、調理の際は、皮つきのままたわしで洗うか、包丁の背でこそげとる程度にしましょう。また、アクが強いので、切った後で酢少々を入れた水にさらすと変色を防ぐことができます。

寒天

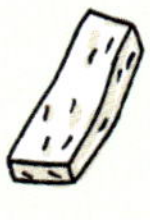

テングサやオゴノリといった海藻から作られる寒天は、成分の80%以上が食物繊維。ゼリーなどにすると、水分も一緒に摂れるので、便秘を改善する効果がさらに高まります。

クルミ

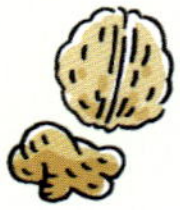

クルミの脂質は腸を潤す作用があるため、腸内をなめらかにし、けいれん性の便秘に効果的。また、血行を促し、腸の働きを整えるビタミンEも豊富です。ただし、食べ過ぎると下痢や鼻血を引き起こすことがあるので注意しましょう。

バナナ

バナナは腸内のビフィズス菌を増やすオリゴ糖を含んでいて、腸を潤す作用があるので、便秘に効果的な食べものです。ただし、体を冷やすので下痢気味の人や冷え性の人は多食しないようにしましょう。

ヨーグルト

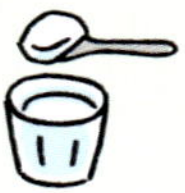

ヨーグルトに含まれる乳酸菌は、腸内の悪玉菌を減らして、善玉菌を増やす効果があります。乳酸菌は腸内での寿命が短いので、常に腸内に存在させるためには、毎日ヨーグルトを食べるのがおすすめです。

便秘解消の生活習慣

便秘解消のためには、必ず朝食をとること。胃腸の反射が活性化され、排便を促します。ウォーキングなど、全身運動で血液の循環を促し、便を排泄するための腹筋を強化することも大切です。

●特に摂るとよい食品

・海藻・こんにゃく・いも・豆類など食物繊維の多い食品
・便のすべりをよくする、植物油・バターなど脂質の多い食品
・ヨーグルトなど腸内の善玉菌を増やす食品

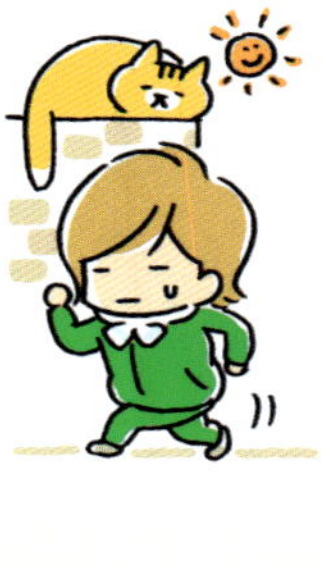

ニンジンにも食物繊維がたっぷり！

ゴボウとニンジンの煮物

材料

ゴボウ…100g
ニンジン…50g
しょうゆ・みりん
…各大さじ２
ごま油…大さじ１

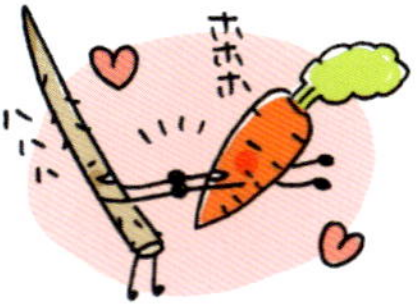

作り方

1 ゴボウは水洗いして皮をこそげ、千切りにします。

2 ニンジンは皮をむいて千切りにします。

3 鍋にごま油を入れ、**1**・**2**を炒めます。

4 ニンジンとゴボウがしんなりしたら、しょうゆとみりんを入れて弱火で煮ます。

食べ合わせ
ゴボウ＋ニンジン

ニンジンも食物繊維が豊富なので、ゴボウと一緒に摂れば便秘解消効果が高まります。

ビフィズス菌を増やすハチミツ入り

バナナラッシー

材料

バナナ…1本
ヨーグルト…150g
牛乳…100mℓ
ハチミツ…適量

作り方

1 バナナは皮をむいて小口切りにします。

2 材料をすべて入れて、ミキサーにかけます。

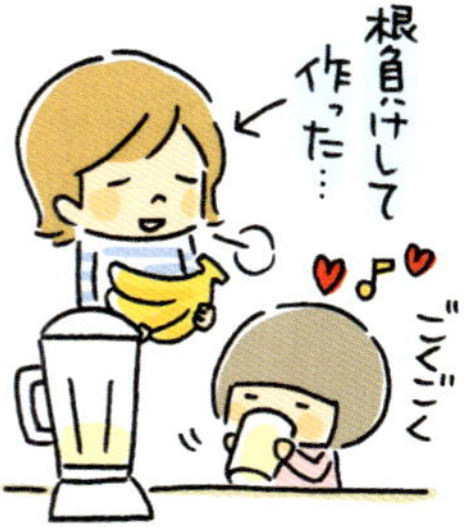

食物繊維がたくさん摂れるおかず

さつまいもと小豆の煮物

材料

さつまいも…1/2本
小豆（水煮）…50g
砂糖…大さじ1
しょうゆ…小さじ1
水…適量

作り方

1 さつまいもは皮をむき、1cm厚さに切って4分割します。

2 鍋にさつまいもとかぶるぐらいの水を入れて中火にかけ、沸騰したら弱火にします。

3 さつまいもがやわらかくなったら小豆と砂糖・しょうゆを加え、汁気がなくなるまで煮ます。

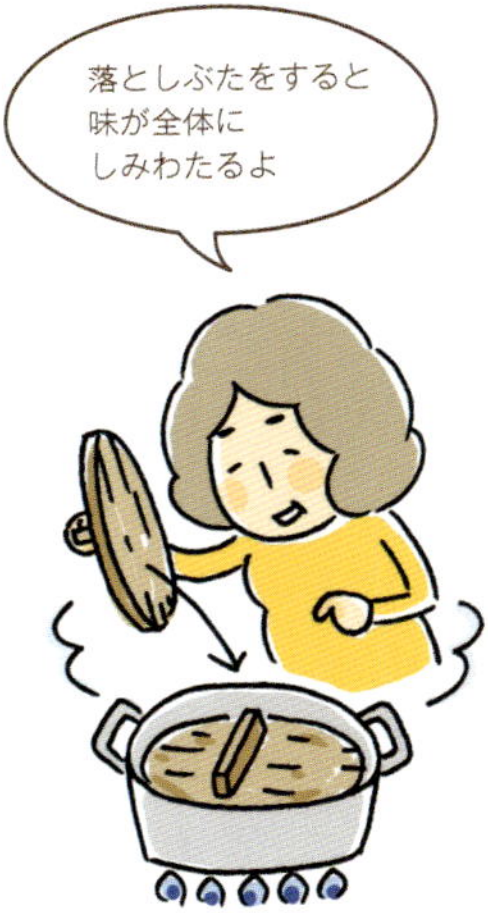
落としぶたをすると味が全体にしみわたるよ

牛乳の乳糖が便をやわらかくする

ミルク寒天

材料

牛乳…300mℓ
水…300mℓ
粉寒天…4g
砂糖…50g

作り方

1 鍋に粉寒天と水を入れて弱火にかけ、寒天が溶けたら砂糖を加えて完全に溶けるまで混ぜます。

2 火を止めてから牛乳を加え、よく混ぜます。

3 2を容器に流し入れ、粗熱が取れたら冷蔵庫で冷やし固めます。

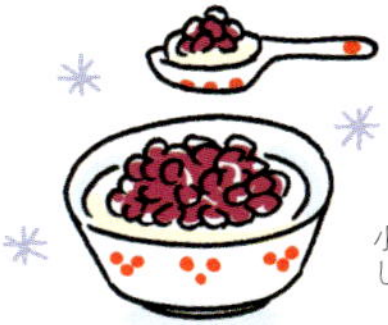

小豆やジャムなどをトッピングしてもおいしいです

食中毒

予防には殺菌作用のある食べものを

食中毒とは、飲食物に混じった有毒な細菌や化学物質などを体内に摂取することで起こる健康障害です。主に腹痛や下痢、嘔吐などの症状を引き起こします。

食中毒予防には、防腐効果や殺菌効果のある食べものを摂りましょう。食中毒を起こしてしまったら、毒物をすぐに吐き出すことが重要です。

シソ

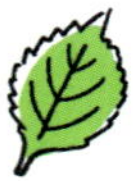

魚などの毒を消す働きがある上、香り成分のペリルアルデヒドに強い殺菌作用があり、食中毒を予防します。青ジソ（大葉）と赤ジソがありますが、薬用としては赤ジソの方が効き目が強いといわれています。

パセリ

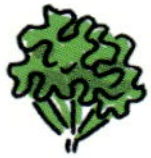

ピネン、アピオールといった香り成分に殺菌効果があり、腸内の有害細菌の繁殖を抑えるので食中毒の予防に効果的です。年中手に入るパセリですが、特に栄養が豊富なのは3～5月頃の春先です。

家庭での食中毒予防

① 新鮮なものを購入し、賞味期限を過ぎたものは避ける。
② 特に肉や魚は、すぐに冷蔵・冷凍保存すること。
③ 食べものを触る前に、手をキレイに洗うこと。
④ 器具や容器は熱湯消毒などをして清潔にすること。
⑤ 加熱は充分行ない、調理済みの食べものも、食べる前に再加熱すること。
⑥ 室温や野外に食べものを長く放置しないこと。

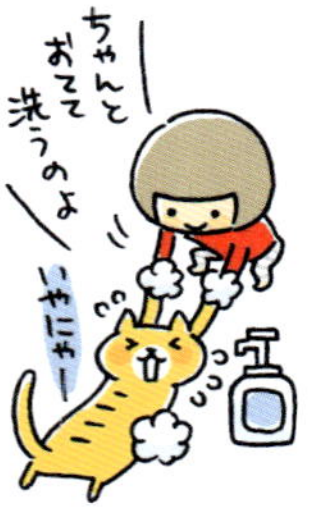

殺菌作用のあるシソで食中毒を予防

シソジュース

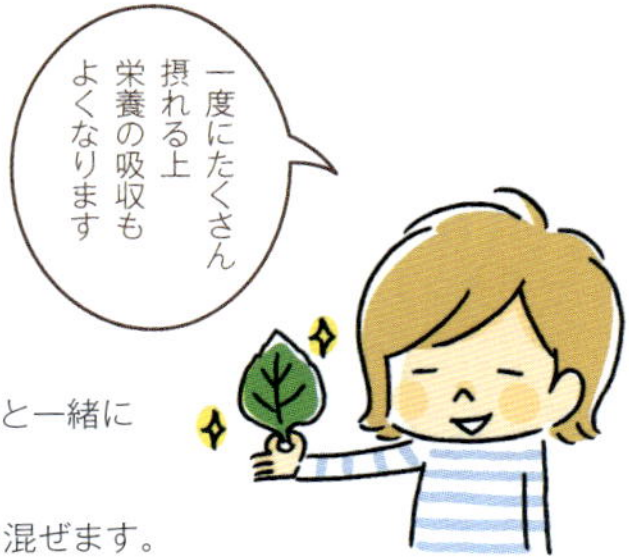
一度にたくさん摂れる上栄養の吸収もよくなります

材料 シソ…10枚
水…200mℓ
ハチミツ…適量

作り方
1 シソはざく切りにして、水と一緒にミキサーにかけます。
2 1にハチミツを加えてかき混ぜます。

食べ合わせ
シソ＋ハチミツ

抗菌作用のあるハチミツと、シソの殺菌効果で食中毒を予防します。

有害細菌の繁殖を抑える効果がある

パセリミルク

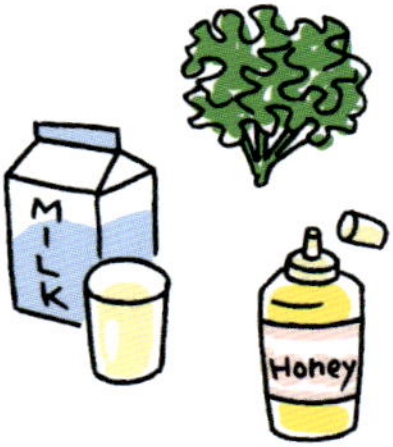
MILK
Honey

材料 パセリ…50g
牛乳…200mℓ
ハチミツ…適量

作り方
1 パセリを水洗いし、茎を除いてみじん切りにします。
2 すり鉢に1を入れ、ペースト状になるまですります（フードプロセッサーでも可）。
3 牛乳を少しずつ加えながら混ぜ、ハチミツを混ぜれば完成です。

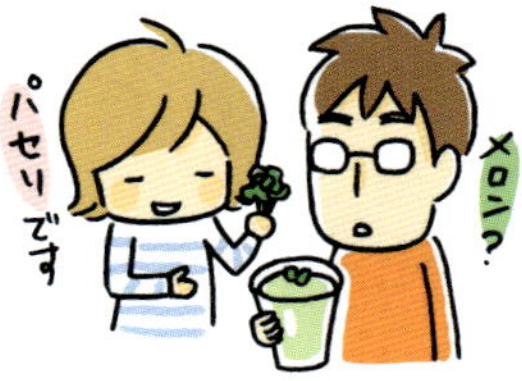
パセリです
メロン？

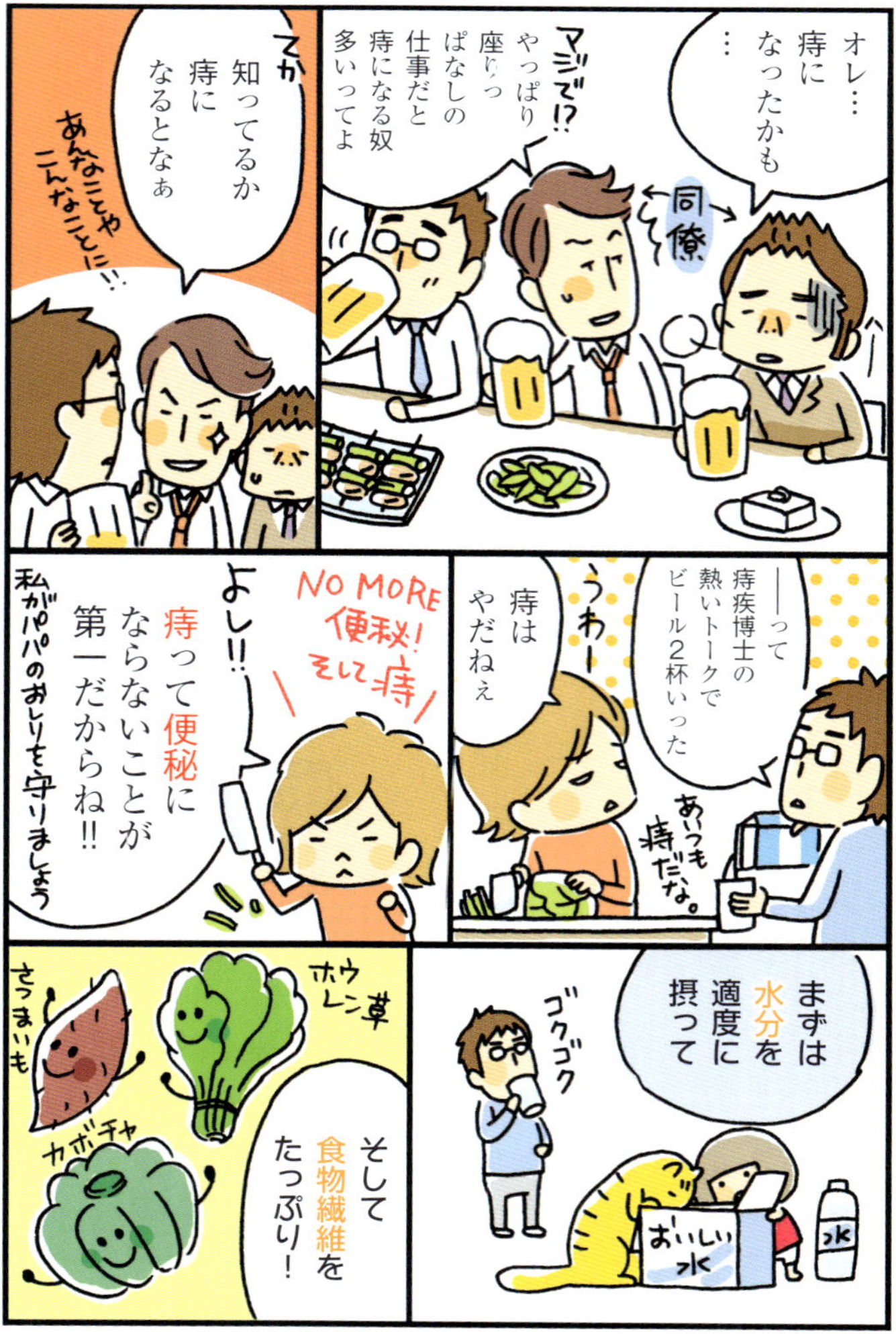

オレ…痔になったかも…
同僚
マジで!? やっぱり座りっぱなしの仕事だと痔になる奴多いってよ
てか 知ってるか痔になるとなぁ
あんなことやこんなことに!!
──って痔疾博士の熱いトークでビール2杯いった
うわー
痔はやだねぇ
あいつも痔だな。
NO MORE 便秘! そして痔
よし!! 痔って便秘にならないことが第一だからね!!
私がパパのおしりを守りましょう
まずは水分を適度に摂って
ゴクゴク
おいしい水
水
ホウレン草
さつまいも
カボチャ
そして食物繊維をたっぷり!

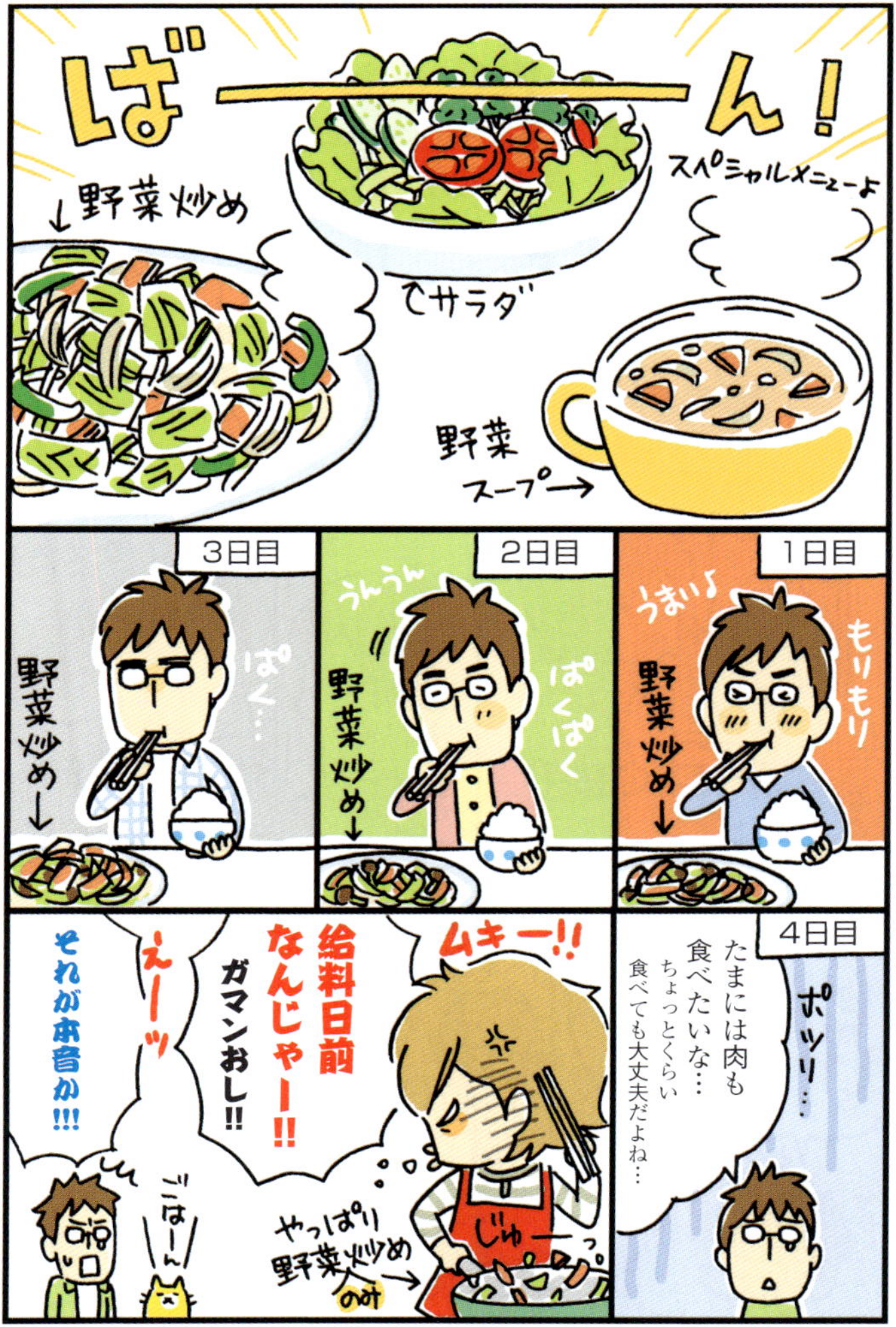
ばーーん！
スペシャルメニューよ
野菜炒め
でサラダ
野菜スープ
1日目
うまい♪
もりもり
野菜炒め
2日目
うんうん
ぱくぱく
野菜炒め
3日目
ぱく…
野菜炒め
4日目
ポツリ…
たまには肉も食べたいな…
ちょっとくらい食べても大丈夫だよね…
ムキー!!
給料日前なんじゃー!!
ガマンおし!!
やっぱり野菜炒めのみ
じゅーっ
えーッ
それが本音か!!!
ごはーん

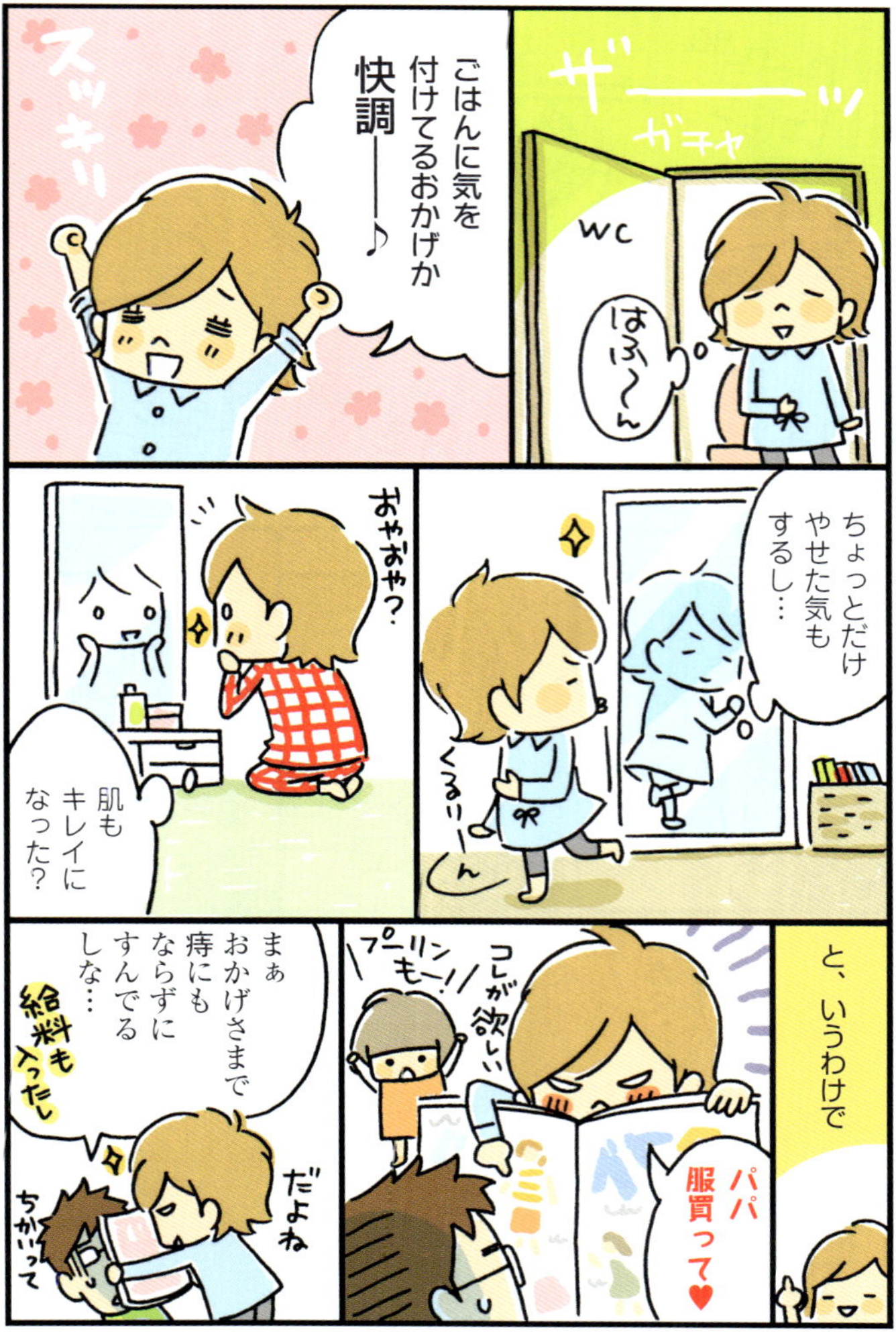
ザーーーッ
ガチャ
WC
はふ〜ん
ごはんに気を付けてるおかげか快調ーーー♪
スッキリ
ちょっとだけやせた気もするし…
くるりーん
おやおや？
肌もキレイになった？
と、いうわけで
パパ服買って♥
コレが欲しい
プーリンもー!!
まぁおかげさまで痔にもならずにすんでるしな…
給料も入ったし
だよね
ちかいって

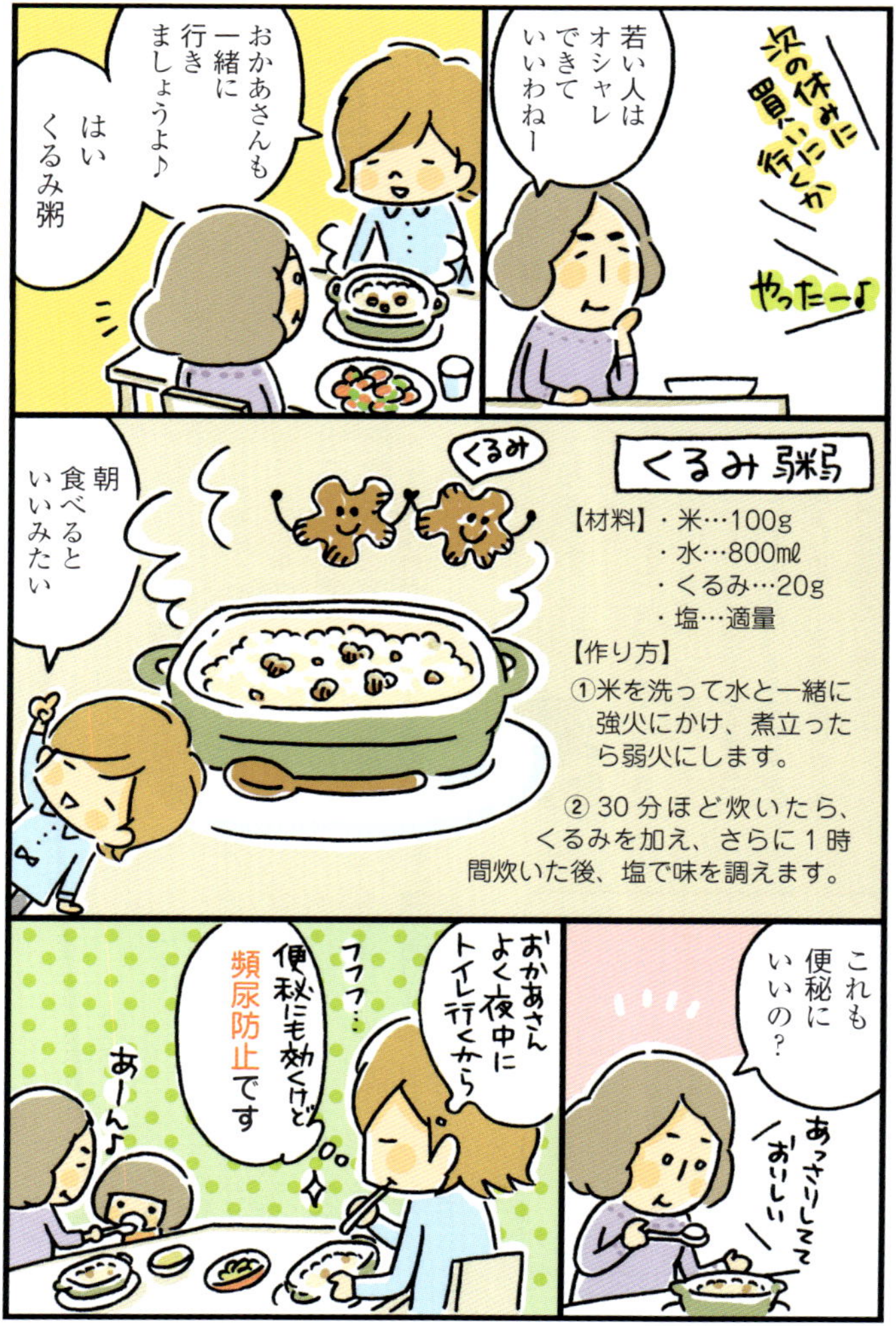
若い人はオシャレできていいわねー
次の休みに買いに行くか
やったー♪
おかあさんも一緒に行きましょうよ♪
はい くるみ粥
くるみ粥
【材料】・米…100g
・水…800mℓ
・くるみ…20g
・塩…適量
【作り方】
①米を洗って水と一緒に強火にかけ、煮立ったら弱火にします。
② 30分ほど炊いたら、くるみを加え、さらに1時間炊いた後、塩で味を調えます。
くるみ
朝食べるといいみたい
これも便秘にいいの？
あっさりしてておいしい
おかあさんよく夜中にトイレ行くから
フフフ…
便秘にも効くけど頻尿防止です
あーん♪

痔

食物繊維を多く摂り痔を予防する

痔は肛門周辺部の血管が圧迫され、血流が滞ることによってできる疾病です。痔核・裂肛・痔ろうの3種類があり、痔核と裂肛は主に便秘によって起こります。細菌による炎症が痔ろうです。

痔の予防には、水分を充分に摂り、便がやわらかくなるような食事をすること。また、食物繊維が多い野菜を中心に摂ることが肝心です。

ほうれん草

食物繊維が豊富なほうれん草は、腸を潤す作用があるので、痔のもととなる便秘を改善します。また、ほうれん草には痔の原因となる腸の熱を鎮める作用があるので、痔の予防に有効です。

カボチャ

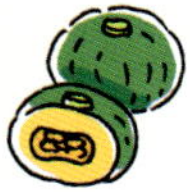

ビタミンCや食物繊維が多く含まれていて、便秘解消に効果的。また、ビタミンEやβ-カロテンも豊富で、調理に油を使うと、その吸収率がさらに高まります。保存の際は腐りやすいワタや種を取り除くこと。

ごま

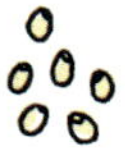

血行を促進させるビタミンEが豊富なため、うっ血が原因である痔の予防に役立ちます。また、食物繊維も含まれているので、便秘改善の効果もあります。毎日少量ずつ摂るとよいでしょう。

避けたい食べもの

香辛料やコーヒーなど刺激の強い食べもの、タケノコなど炎症を悪化させるものは多食しないこと。下痢も痔に悪いので、冷たいものや消化の悪いものは控えましょう。アルコール類の摂りすぎにも注意が必要です。

腸の熱を取り除いて痔を予防する

ほうれん草炒め

材料
ほうれん草…1把
油…少々
塩・こしょう…各適量

今、安いんだもん
まだまだあるよ
おいしいんだけど毎日はちょっと

作り方
1 ほうれん草を水洗いし、3cmの長さに切ります。

2 フライパンに油をひき、中火でほうれん草を炒めて、塩・こしょうで味を調えます。

血行をよくする黒ごまも一緒に

カボチャのごま和え

材料
カボチャ…100g
黒すりごま…大さじ1
しょうゆ…小さじ1
砂糖…小さじ2

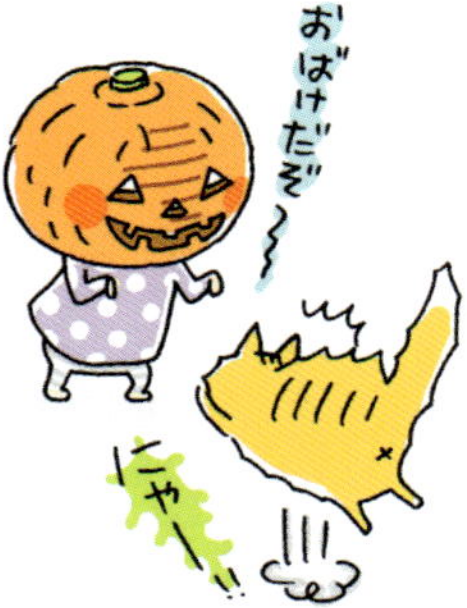
おばけだぞ〜
ニャー!!

作り方
1 カボチャは皮を除き、1cm角に切ってやわらかくなるまでゆでます。

2 湯を捨ててカボチャを鍋に戻し、弱火にかけて水分を飛ばします。

3 ごま・しょうゆ・砂糖を混ぜ、**2**を加えて和えます。

食べ合わせ
カボチャ＋ごま

カボチャの食物繊維と、血行を促進させるごまのビタミンＥが痔の予防に役立ちます。

膀胱炎

細菌を排泄するため 利尿効果の高いものを

膀胱炎は、ほとんどが尿道からの細菌感染によって起こります。男性よりも女性は尿道が短く細菌が侵入しやすいため、女性に発生することが多い病気です。発病すると、頻尿、尿のにごり、排尿時の痛みなどの症状が現れます。細菌への抵抗力を高める他、利尿効果の高い食べもので細菌を排出することなどが、膀胱炎の予防に効果的です。

冬瓜

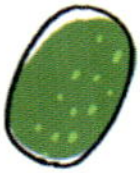

冬瓜は成分の90%以上が水分。この水分のため、尿量が増え、さらに熱を下げる効果があるので、膀胱炎に効きます。細菌を早く排泄することが、膀胱炎の解消・予防につながります。

小豆

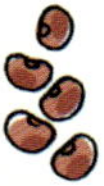

小豆にはサポニンや食物繊維などが豊富に含まれています。利尿作用が高く、炎症を鎮めるので、膀胱炎に有効です。煮ると薬効が煮汁に溶け出すので、煮汁ごと食べるのがおすすめです。

レンコン

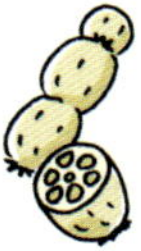

レンコンに含まれるタンニンには出血を止める作用があり、膀胱炎の血尿を改善するのに有効です。炎症を鎮めるので、痛みをやわらげるのにも役立ちます。また、免疫力向上に効果的なビタミンCも豊富です。

レタス

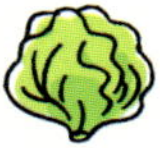

レタスは内臓の熱を下げる効果がある上、排尿を促します。スープなどにするとかさが減ってたくさん食べられます。ただし、体を冷やすので、冷え性の人は生食・多食を控えましょう。

炎症を鎮め出血を止める作用がある

レンコンのきんぴら

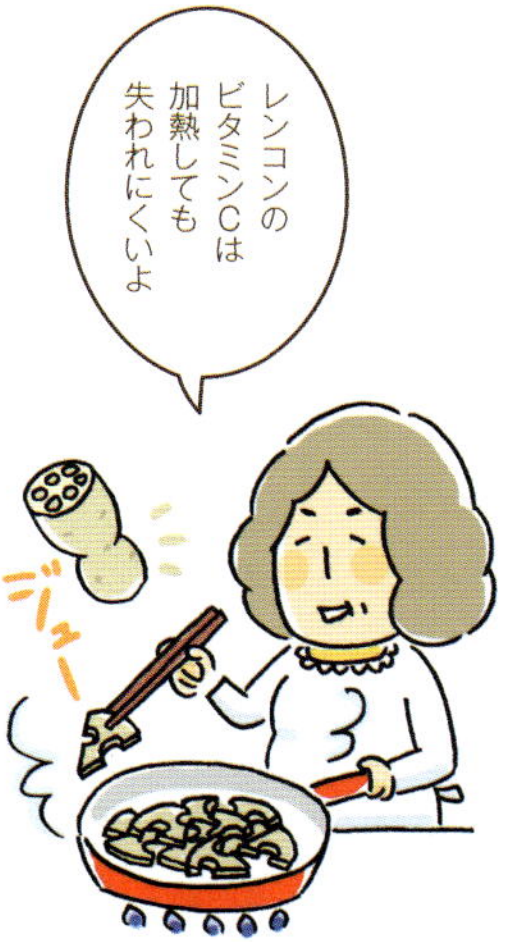
レンコンのビタミンCは加熱しても失われにくいよ
ジュー

材料　レンコン…100g
赤唐辛子…1本
しょうゆ・みりん…各小さじ1
油…小さじ1

作り方
1 レンコンは薄いイチョウ切りにし、酢少々（分量外）を入れた水につけます。
2 トウガラシは種を除いて小口切りにします。
3 フライパンに油をひいて、水気を切ったレンコン・トウガラシを炒め、しょうゆ・みりんを加えて汁気がなくなるまで煮ます。

利尿効果のある食べものを組み合わせて

ホット豆乳小豆

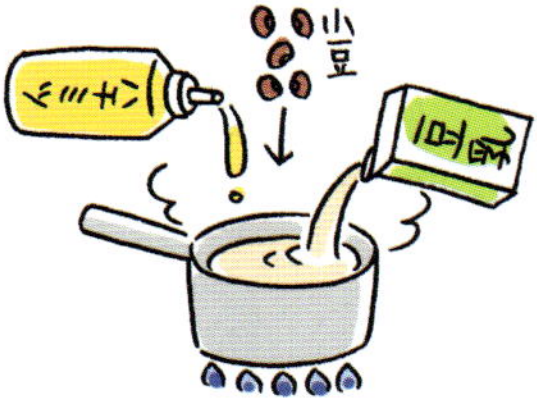
小豆
ハチミツ
豆乳

材料　豆乳…150mℓ
小豆（水煮）…50g
ハチミツ…適量

作り方
1 鍋に材料をすべて入れ、かき混ぜながら弱火で温めます。

食べ合わせ
小豆＋豆乳
大豆が原料の豆乳にも、尿を出やすくする作用があり、小豆と一緒に摂ると利尿効果が高まります。

頻尿

腎臓の機能を高める アミノ酸などを摂る

一般的に成人の1日の排尿回数は5～7回程度です。1日10回以上の排尿がある場合を頻尿といいます。糖尿病などの病気が原因の場合もありますが、緊張など精神的な原因で排尿回数が増えることもあります。

頻尿の改善には腎臓の機能や膀胱の筋肉を強化する作用のある食べものを摂るのが有効です。

クルミ

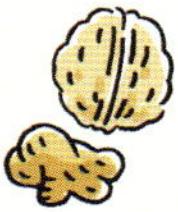

クルミは良質なタンパク質やビタミンを含んでいるので、老化予防に効果的。腎臓の機能を高め、頻尿の改善に有効です。また、食物繊維も豊富で便秘改善にも効きます。

やまいも

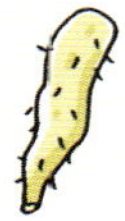

やまいもは、強壮作用のあるアルギニンというアミノ酸を含んでいます。腎臓などの機能を高めるムチンも多く、老化予防の効果があるので、加齢による頻尿の改善に役立ちます。また、頻尿を引き起こす糖尿病の予防にも有効です。

ギンナン

腎臓に働きかけたり、膀胱の筋肉を強化することなどから、頻尿を改善します。ただし、食べすぎると中毒を起こす可能性があるので、1日5～6個を目安に摂取しましょう。

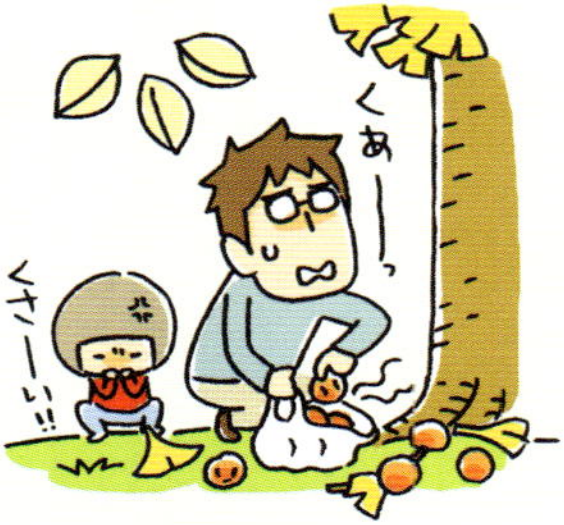

ギンナンはイチョウの種子。匂いのする果肉部分を除いたものが市販されています。

毎日少しずつ食べるため保存性を高めて

ギンナンの酒煮

材料　ギンナン…10 個
酒…200mℓ

作り方

1 ギンナンは殻をむきます。

2 鍋にギンナンと酒を入れて、やわらかくなるまで煮ます。

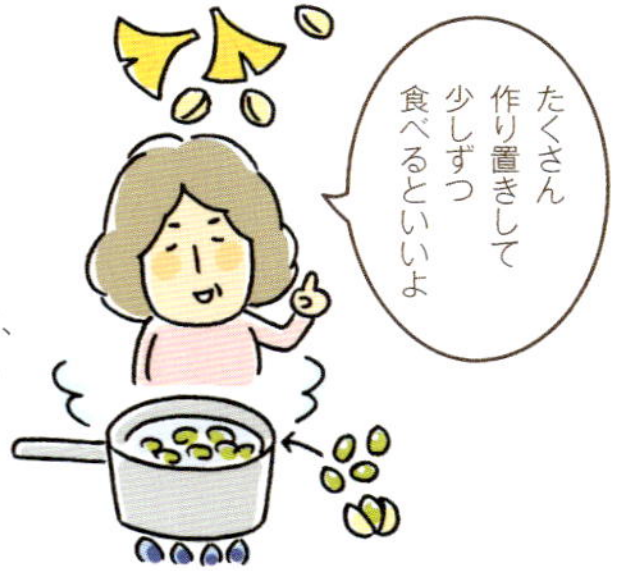
たくさん
作り置きして
少しずつ
食べるといいよ

すりおろすとたくさん摂れる

とろろ汁

やまいもに含まれる消化酵素は加熱に弱いので、加えるだし汁は 50℃ぐらいまでにすることがポイントです

材料　やまいも…100g
だし汁…100mℓ
しょうゆ…小さじ 1/2
塩…少々
きざみのり…適量

作り方

1 やまいもは皮をむいてすり鉢に入れ、すりこぎですります（目の細かいおろし金でも可）。

2 だし汁を温めてしょうゆと塩で味を調え、1 に少しずつ加えて混ぜます。

3 器に盛り、のりを散らします。

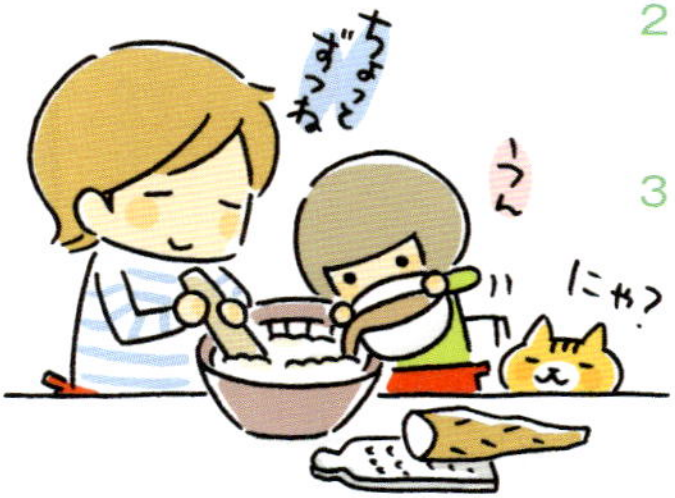

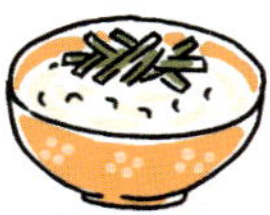

第4章

美容にいい食べものとレシピ

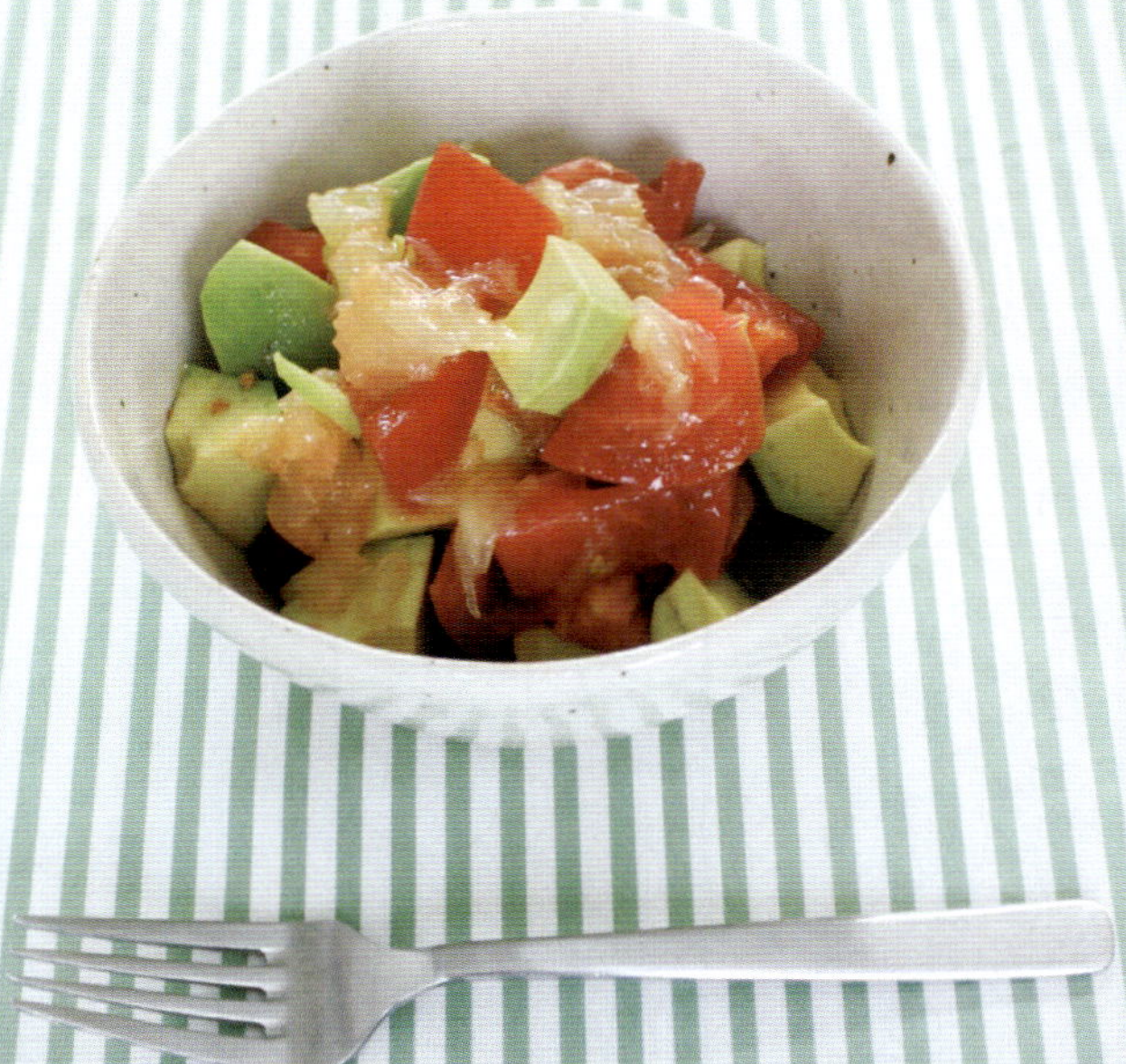

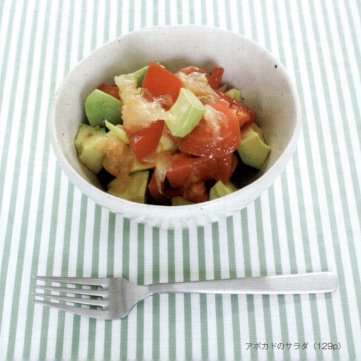

アボカドのサラダ（129p）

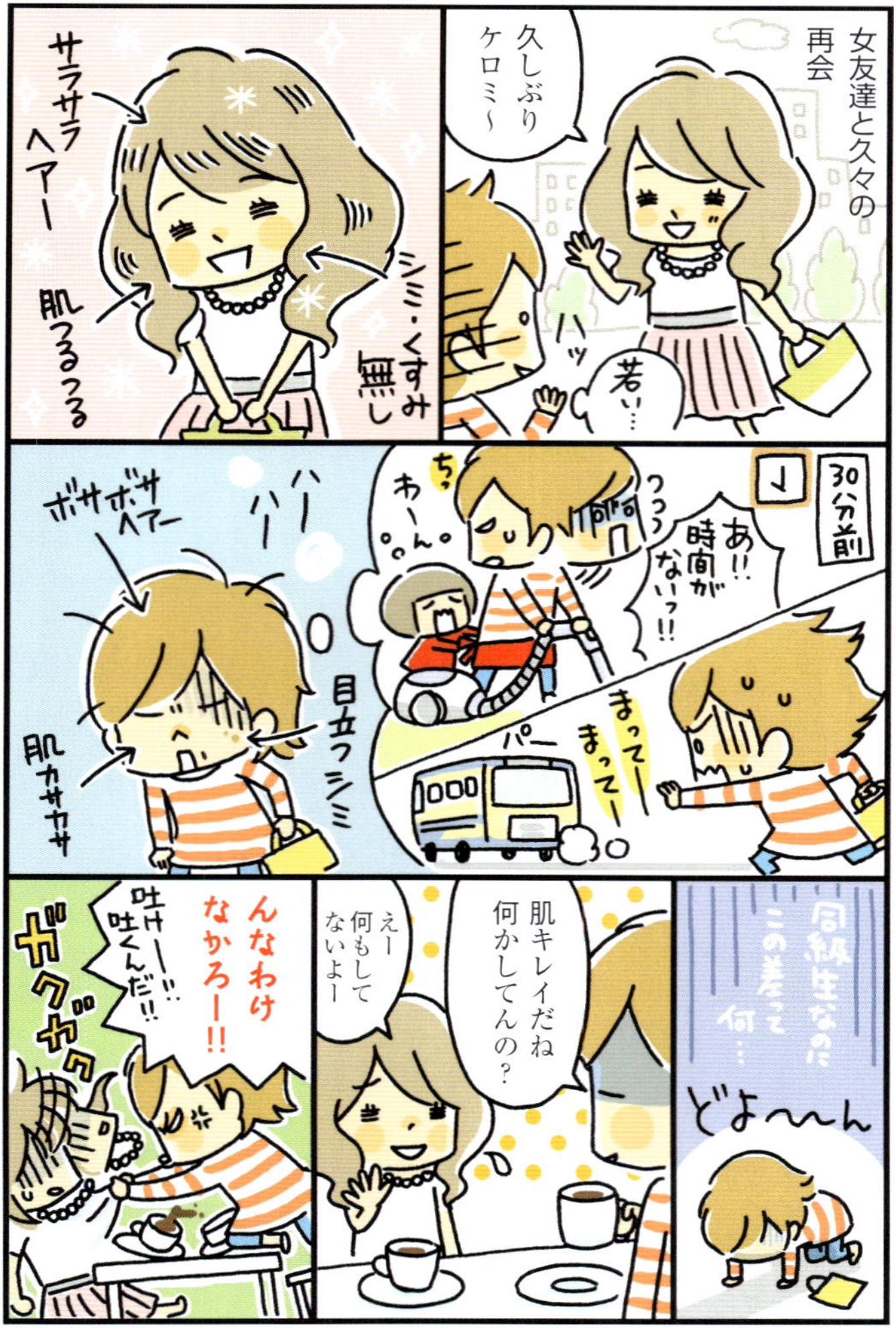
女友達と久々の再会
久しぶりケロミ～
ハッ
若い…
サラサラヘアー
シミ・くすみ無し
肌つるっつる
30分前
あ!! 時間がないっ!!
ちっ
わ～ん。
まって～まって～
パー
ハーハー
ボサボサヘアー
目立つシミ
肌カサカサ
同級生なのにこの差って何…
どよ～ん
肌キレイだね何かしてんの？
えー何もしてないよー
んなわけなかろー!!
吐けー!! 吐くんだ!!
ガクガクガク

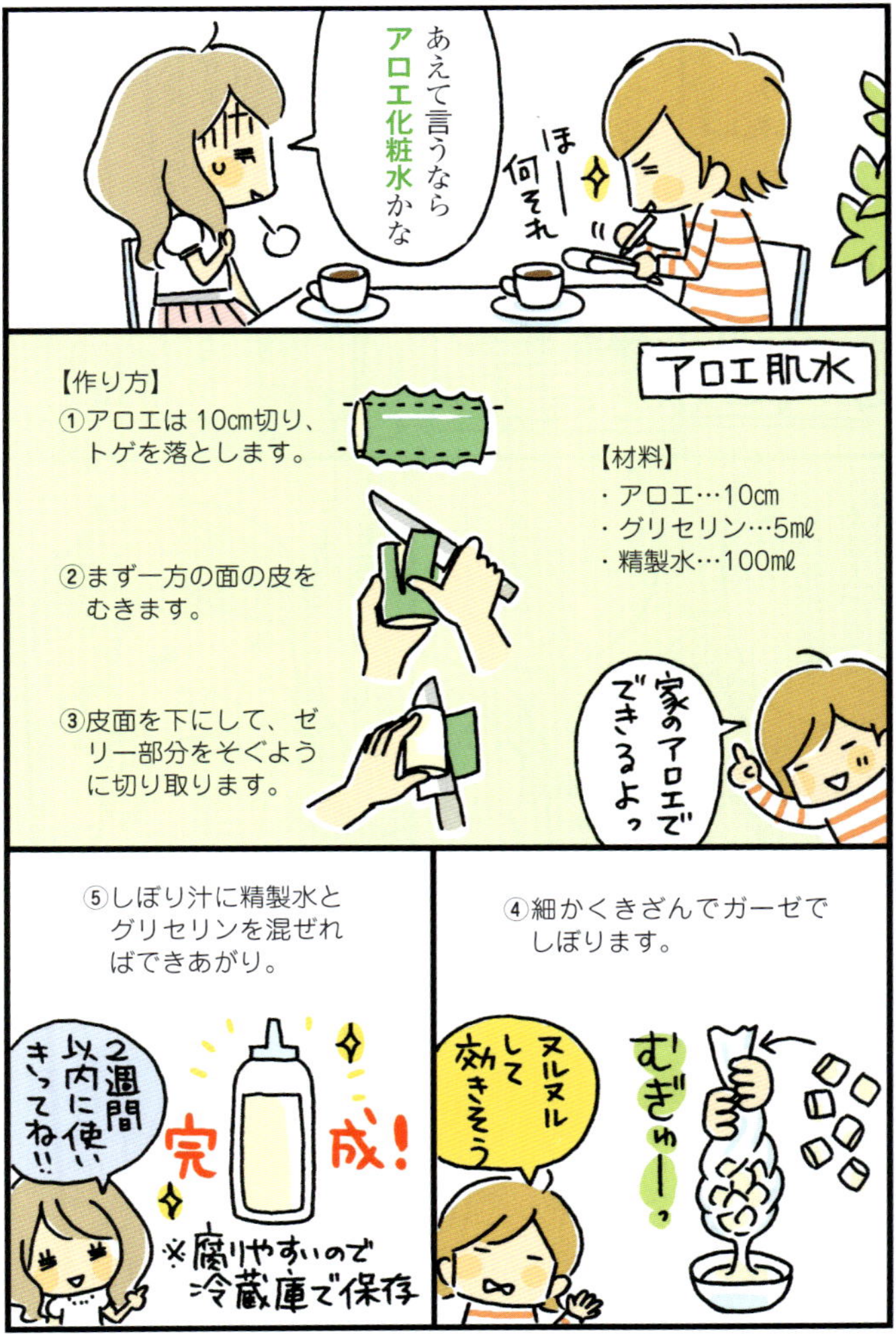
あえて言うならアロエ化粧水かな
ほー 何それ
アロエ肌水
【材料】
・アロエ…10cm
・グリセリン…5mℓ
・精製水…100mℓ
【作り方】
①アロエは10cm切り、トゲを落とします。
②まず一方の面の皮をむきます。
③皮面を下にして、ゼリー部分をそぐように切り取ります。
家のアロエでできるよっ
④細かくきざんでガーゼでしぼります。
むぎゅー…っ
ヌルヌルして効きそう
⑤しぼり汁に精製水とグリセリンを混ぜればできあがり。
完成!
※腐りやすいので冷蔵庫で保存
2週間以内に使いきってね!!

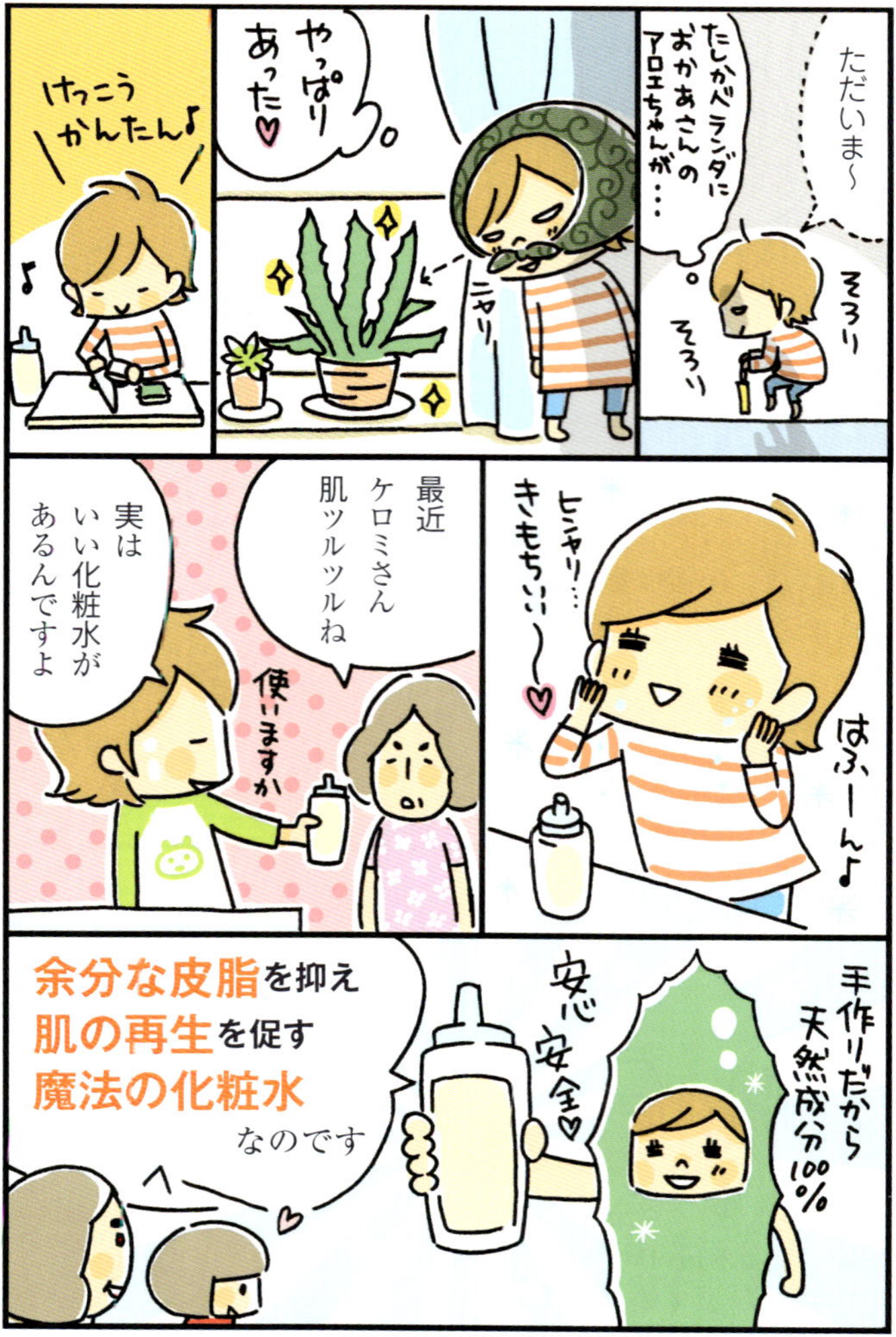
ただいま〜
たしかベランダにおかあさんのアロエちゃんが・・・
そろり
そろり
やっぱりあった♡
ニヤリ
けっこうかんたん♪
ヒヤリ…きもちいい〜♡
はふーん♪
最近ケロミさん肌ツルツルね
実はいい化粧水があるんですよ
使いますか
手作りだから天然成分100%
安心安全♡
余分な皮脂を抑え
肌の再生を促す
魔法の化粧水
なのです
へー♡

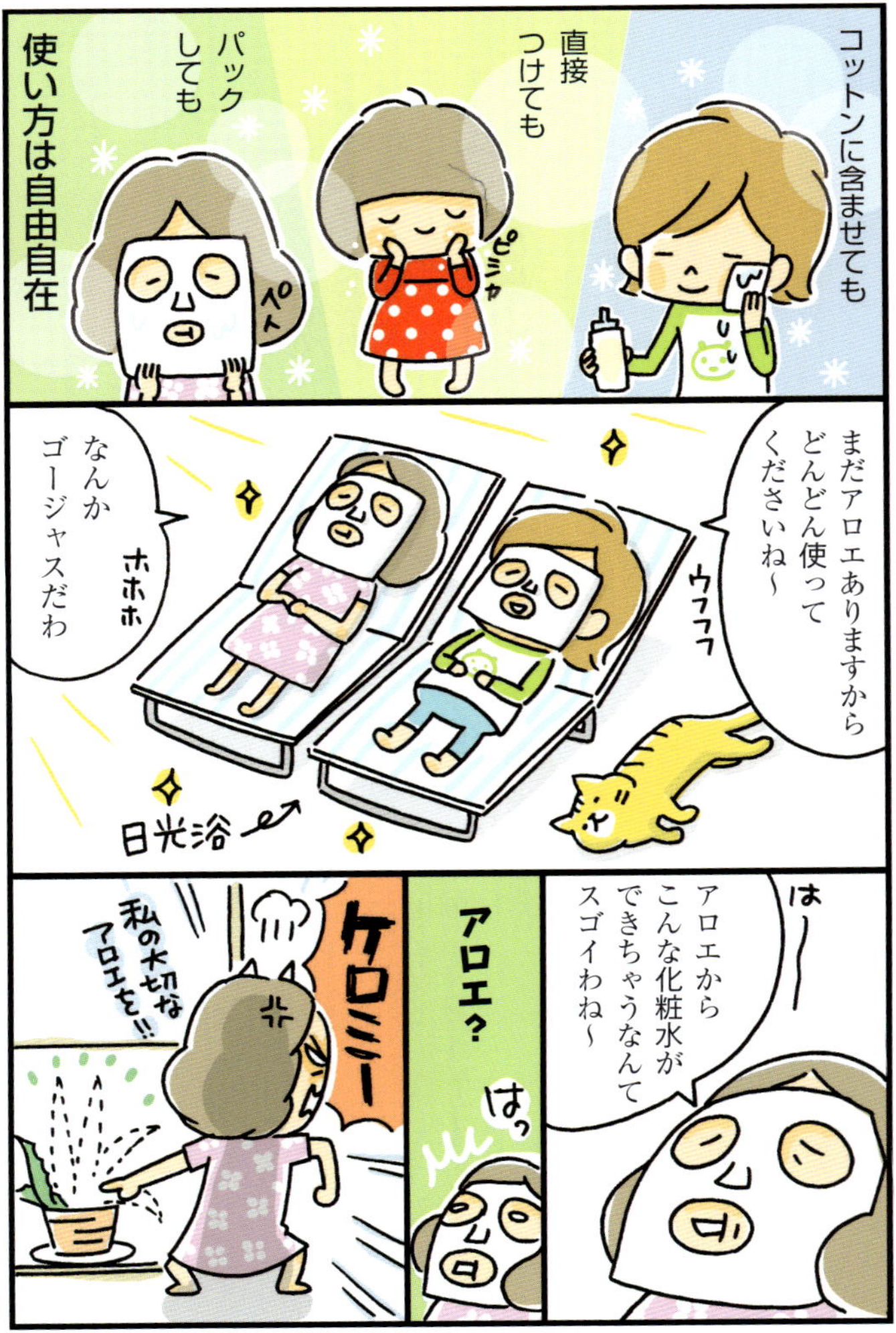
コットンに含ませても
直接つけても
ピシャ
パックしても
ペト
使い方は自由自在
まだアロエありますからどんどん使ってくださいね〜
ウフフフ
なんかゴージャスだわ
ホホホ
日光浴
はー
アロエからこんな化粧水ができちゃうなんてスゴイわね〜
アロエ?
はっ
ケロミー
私の大切なアロエを!!

美白（シミ）

メラニン生成を抑え ビタミンCで予防を

シミは、うすい褐色の色素斑で30歳以降の女性にできます。額や両頬、鼻の周囲にできることが多く、色が濃くなったり、数が増えたりします。紫外線にあたると、肌が組織を守るために黒くなろうとします。その時に作られるメラニン色素がシミの原因。日光にあたらないこと、ビタミンCを含む野菜や果物を多めに摂ることで予防します。

ヨーグルト

ビフィズス菌が、おなかの調子を整えて美肌の大敵である便秘を解消させます。また、ビタミンB_2が皮膚を正常に保ち、上澄み液のプラセンタが新陳代謝を高めるので肌に潤いやハリを与え、キメを整えます。

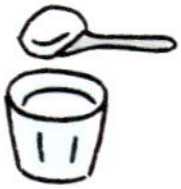

キウイ

果物の中でビタミンCの含有量が1番多く、1個で1日の必要量が補えます。また、必須脂肪酸を豊富に含んでいるので、日焼けして傷ついた皮膚の細胞を若返らせたり、傷跡を修復する働きがあります。

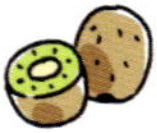

ミニトマト

赤い色に含まれるリコピンには、強力な抗酸化作用があります。シミの原因になる活性酸素を取り除き、メラニンを抑制・還元します。リコピンは油に溶けやすいので、油と一緒に食べると吸収力が高まります。

のり

ミネラル分たっぷりで色素沈着を防ぎます。特にのりに含まれるビタミンCは、熱に強く、焼いても栄養素が壊れません。また、ビタミンAは、皮膚に潤いとツヤを与えます。

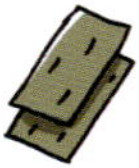

肌の再生を促し、美容効果抜群！

キウイヨーグルトシェイク

材料　キウイ…1個
プレーンヨーグルト…50 g
バニラアイスクリーム…50 g

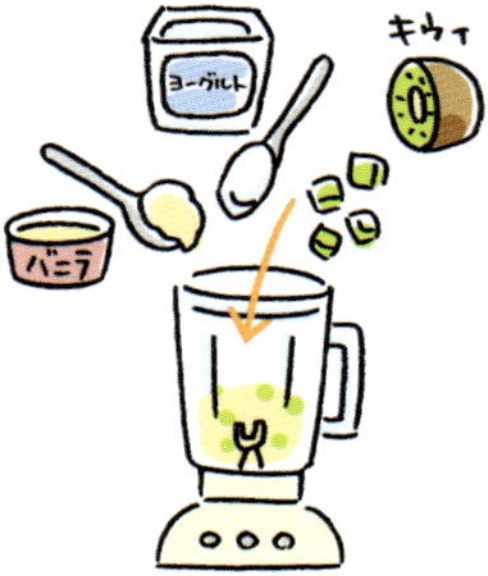

作り方

1 キウイは皮をむいて、小さく切ります。

2 キウイ、ヨーグルト、アイスクリームをミキサーにかけます。

食べ合わせ
果物＋ヨーグルト

果物のビタミンCは乳製品や卵、肉類など良質なタンパク質と合わせれば美肌効果UP。

シミを消して肌のハリも復活！

ミニトマトのはちみつマリネ

材料　ミニトマト…10個

A
- オリーブオイル…大さじ1
- バルサミコ酢…大さじ1
- 塩・レモン汁・黒こしょう…少々
- ハチミツ…大さじ1

作り方

1 ミニトマトは熱湯にくぐらせ冷水につけて皮をむきます。

2 1とAを混ぜ合わせ、冷蔵庫に入れて冷やせば完成。

※完熟したトマトほどリコピンの含有量が多いといわれています。

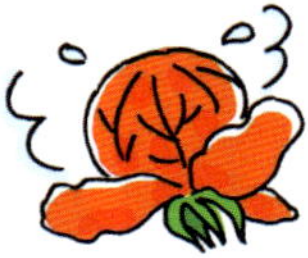

トマトのビタミンCは熱に弱いのですばやく湯むき

肌荒れ

美肌は女性ホルモン・栄養バランスから

毛穴が目立ち、肌がガサガサに荒れるトラブルは乾燥肌の人にも脂性肌の人にもおこります。原因はホルモンの分泌異常。特に女性の場合は、月経や更年期障害によりホルモン異常がおこりやすくなります。またかぜや便秘なども肌に影響します。肌に不可欠なタンパク質やビタミンを摂り、バランスのよい食生活を送ることが美肌の秘訣です。

ごま

ごまに含まれる栄養分のセサミンは、貧血やアレルギーを予防して美肌づくりを助けます。また、ストレスも緩和するので、ストレスニキビに効果的。ビタミンCと一緒に摂ると肌のコラーゲンが作られます。

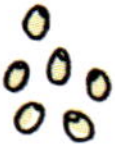

やまいも

やまいものネバネバに含まれるムチンには、肌を潤す作用があり、肌をスベスベにします。また、滋養・強壮効果があり、新陳代謝を高めて胃腸を強化し、消化を促進するので、便秘による肌荒れにも効果的です。

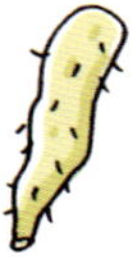

梅

ビタミンやミネラルがたっぷり含まれるので、肌の老化を防ぎます。また、血液循環を促して血液をサラサラにするので、必要な栄養素が肌にしっかり届き、美肌をつくる働きが順調に行えるようになります。

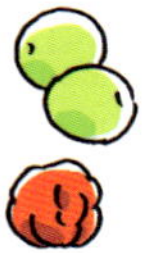

アロエ

アロエのゲル質は、コラーゲンの再生を助けて、新陳代謝を促進するので肌を若返らせます。また、肌荒れがひどい時も、細胞活性化効果で、角質層の回復を早めて、新しい角質層の形成を促進して肌を整えます。

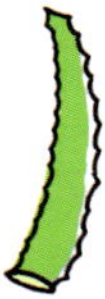

ガサガサした乾燥肌に効く
ごま茶

材料　ごま…ひとつかみ
水…適量

作り方
1 ごまを水に入れて炒りながら沸騰させます。

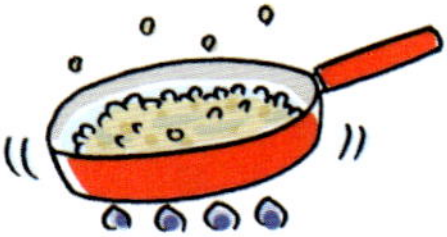

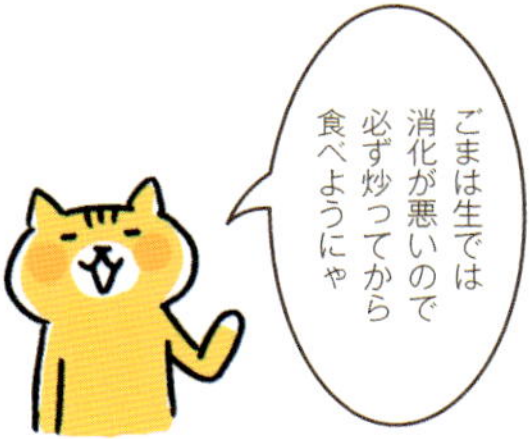
ごまは生では消化が悪いので必ず炒ってから食べようにゃ

2 お好みでハチミツを加えると飲みやすくなります。

※肌荒れに悩む人は、日常的にごま茶を飲むと肌がしっとりして、つやが出てきます。

新陳代謝を高めて肌スベスベに！
やまいもの梅干し和え

材料　梅干し…2個
やまいも…適量
きざみのり…適量

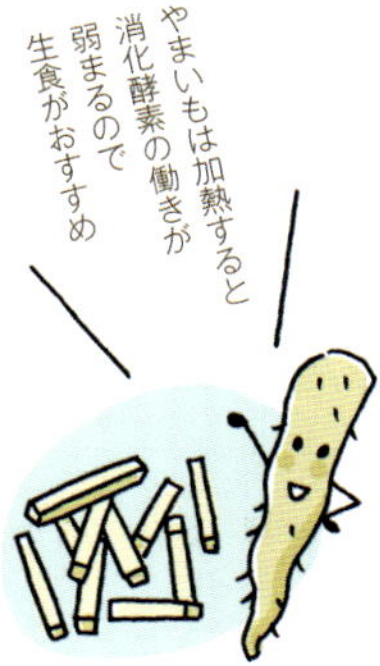
やまいもは加熱すると
消化酵素の働きが
弱まるので
生食がおすすめ

作り方
1 やまいもは短冊切りにします。
2 梅干しをちぎって、やまいもと和えます。きざみのりをふりかけて完成。

食べ合わせ
やまいも＋梅干し

この組み合わせで新陳代謝が一層促進されます。栄養を届けて肌を潤し美肌をつくります。

ニキビ

洗顔をマメにして 油分と砂糖を控えめに

ニキビは思春期から20代に多く、顔をはじめ背中の中央部や胸にできます。ホルモン分泌が盛んになることから出るもので、過剰になると皮脂がつまり、炎症をおこしてニキビになります。これに加え、睡眠不足や脂質・糖質の多食、便秘・ストレスなどでひどくなります。マメな洗顔や食生活で脂質と糖質を抑えれば、かなり改善されます。

シイタケ

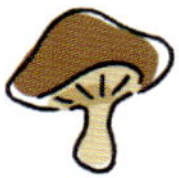

ゲルマニウムが体の免疫機能や治癒能力を高めて、ニキビの炎症を抑えます。またビタミンB_6は皮脂の分泌をコントロールするので、ニキビや吹き出物の予防に。生より干しシイタケの方が薬効が高まります。

レバー

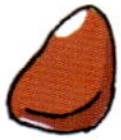

ビタミンの宝庫と知られるレバーは、粘膜や肌を丈夫にするビタミンA、美肌効果の高いビタミンCが含まれ、ニキビに効く栄養素がたっぷり。特にビタミンB_2は、脂質の代謝を抑えるので、ニキビに効果的。

ハト麦

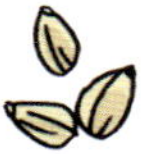

体にたまった余分な老廃物を体外に排出する解毒作用があり、皮膚トラブルを改善します。また、コイクセノライドが角質層を保湿して化膿・炎症を抑えるので、肌を滑らかにして、ニキビ予防にも最適です。

脂質・糖質がニキビ原因

ニキビを防ぐには、脂質と糖質を控えた食生活が大切です。特に牛肉、豚肉やナッツ類、チョコレート、砂糖、チーズ、バター、コーヒー、ココアは皮脂腺をつまらせるので少量にしましょう。刺激物もニキビには悪影響です。

ビタミンB_2がニキビ脂を抑制

レバーのショウガ煮

材料

レバー…200g
ショウガ…大さじ1
ごま油…適量
A［しょうゆ…大さじ1
　 酒…大さじ1

作り方

1 レバーをひと口大に切り、よく洗ってから水にさらします。

2 Aとすりおろしたショウガを合わせて、レバーを漬け込みます。

3 ごま油を熱した鍋に2を入れて、中火で煮つめます。

※レバーは水にさらした後、血を取り除いて、脂肪分も取り除きましょう。

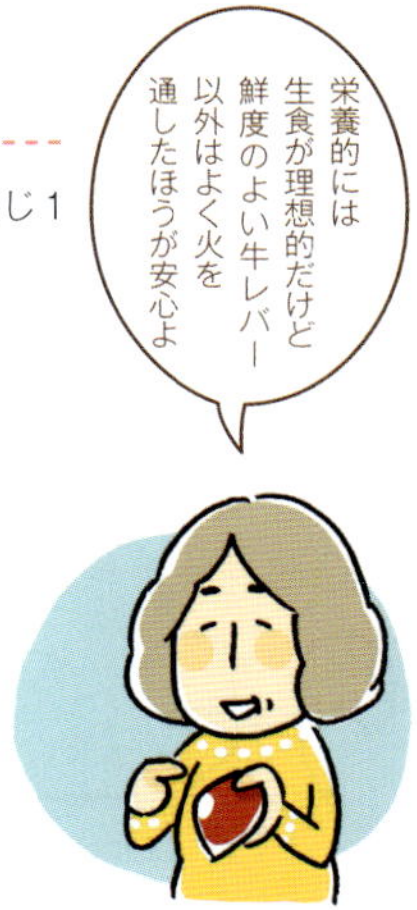
栄養的には
生食が理想的だけど
鮮度のよい牛レバー
以外はよく火を
通したほうが安心よ

イボ取りの妙薬で肌を滑らかに

ハト麦茶

材料

ハト麦…30g
水…500mℓ

作り方

1 ハト麦を殻付きのままフライパンで煎ります。

2 水を入れて沸騰させたら、とろ火で煮つめて完成。

※ハト麦は精米して米と一緒に炊いたり、粉にすると料理に使えます。

ニキビの炎症を抑える

シイタケの甘辛煮

材料

干しシイタケ…10g
砂糖…大さじ3
しょうゆ…大さじ3
みりん…大さじ1
水…500mℓ

作り方

1 干しシイタケは水でもどしたら石づきを取って、鍋に入れ火にかけます。

2 すべての材料を入れて、沸騰したら中火で水分がなくなるまで煮つめます。

フェイスパック

肌のためには食べものをパックや美容液などとして使うことも効果的です。特に若さを保つビタミンＣや、肌に潤いを与えるビタミンＥなどを多く含む食べものを利用しましょう。栄養を効率的に摂るためにも、作ったらすぐ使い切ることが大切です。

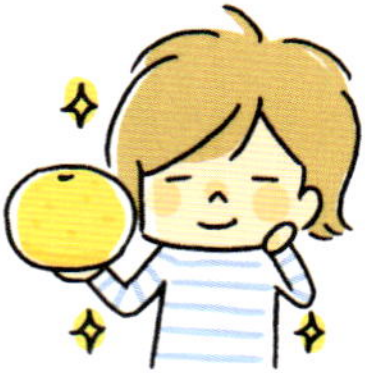

エッグマスク

肌の乾燥を改善！

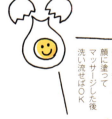

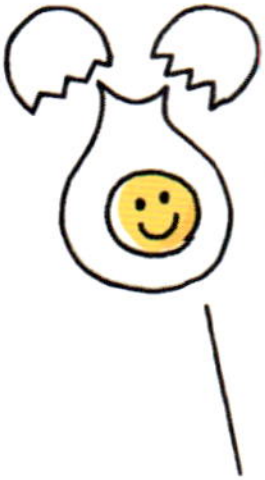

残った白身も美肌に効くよ。顔に塗ってマッサージした後洗い流せばＯＫ

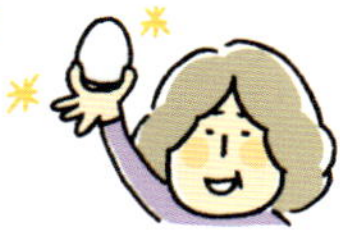

材料　卵黄…１個分
ハチミツ…大さじ１
片栗粉…小さじ１

作り方
1 ボウルにすべての材料を入れ、しっかりと混ぜます。
2 顔や首に塗り、20 分後に水で流します。

ひんやりリフレッシュ

ヨーグルトのクレンジング

材料　ヨーグルト…大さじ１
レモン汁…大さじ 1.5

作り方
1 ボウルに材料を入れて混ぜ合わせます。
2 顔や首に塗り、10 分後にぬるま湯で流します。

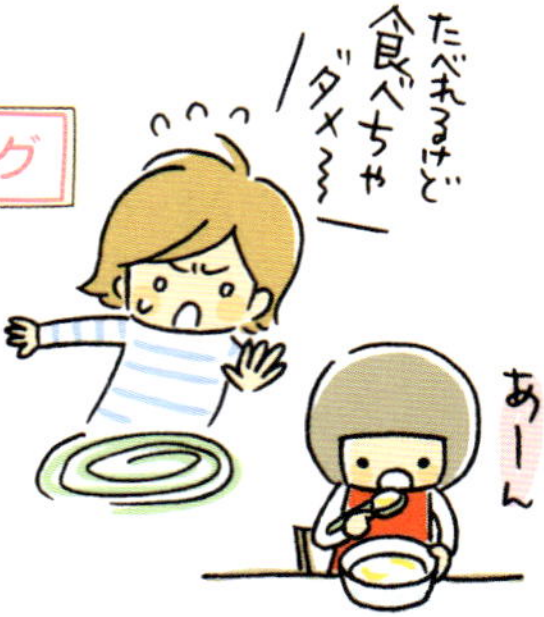

アボカドパック

肌の
疲労回復に

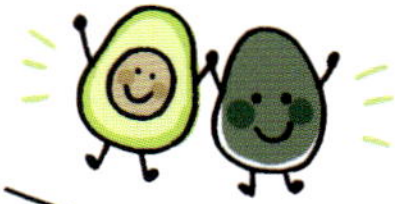

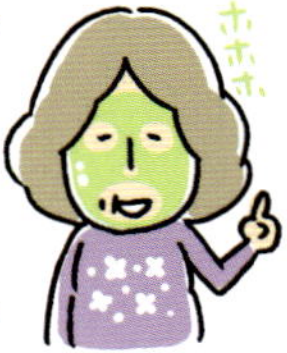

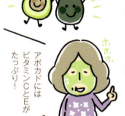

アボカドには
ビタミンCとEが
たっぷり！

材料　アボカド…1 個
ハチミツ…小さじ 1
レモン汁…小さじ 1
ヨーグルト…小さじ 1

作り方
1 アボカドの皮と種を取り除きます。
2 すべての材料をボウルに入れ、ヘラなどでペースト状にします。
3 **2** を冷蔵庫で 30 分ほど冷やします。
4 顔に塗り、10 分後に水で流します。

パセリのマスク

いつまでも
若々しく

材料　きざみパセリ…大さじ 1
牛乳…大さじ 1
ハチミツ…大さじ 1

作り方
1 ボウルにすべての材料を入れ、ペースト状になるまで混ぜます。
2 顔に塗り、20 分後にぬるま湯で流します。

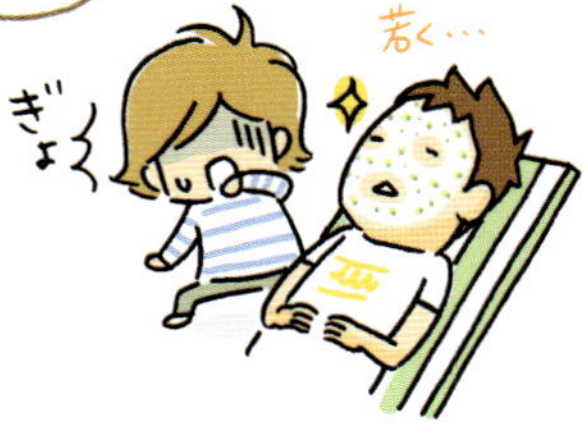

肌のキメを
整える

グレープフルーツパック

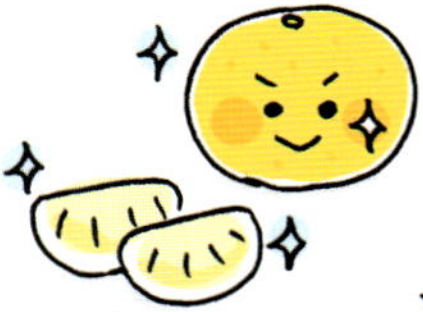

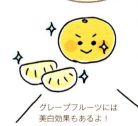

グレープフルーツには
美白効果もあるよ！

材料　グレープフルーツ…1 個
ヨーグルト…100g

作り方
1 グレープフルーツの皮をむいて小房に分けます。
2 ミキサーに **1** とヨーグルトを入れ、ペースト状にします。
3 冷蔵庫で 1 時間ほど冷やします。
4 顔に塗り、10 分後に水で流します。

アンチエイジング

酸化に強い食品で 体のサビを遅らせて

体内で発生する活性酸素の害に長年さらされると、細胞や組織が酸化され（さび）てしまいます。これが、生活習慣病や老化につながる原因です。老化の速度を遅らせたり、病気を予防するには活性酸素を増やさない生活習慣が大切。また、食事面では、抗酸化作用のある栄養素を積極的に摂取することがポイントです。

アボカド

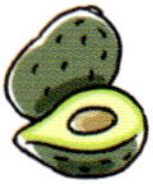

アボカドは森のバターと呼ばれ、世界一栄養価の高い果物として有名です。美容面では抗酸化作用があり、老化防止に効果の高いビタミンE、美肌を作るビタミンC、肌や髪の成長を促すビタミンB_2を含みます。

ごま

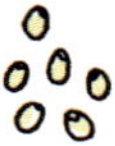

ごまに含まれるセサミン・セサミノールは強力な抗酸化物質で、シミやシワなど肌の老化現象の要因となる活性酸素を抑え、老化のスピードをゆるめます。また、コレステロールを減少させ、動脈硬化を防ぎます。

トマト

リコピンは活性酸素を除去し、シミ・シワ・皮膚がんの発生を抑えて肌を守ります。また、紫外線によるコラーゲンの減少を止めるだけでなく、コラーゲンが増えるように働きかけて、シワやたるみを予防します。

クルミ

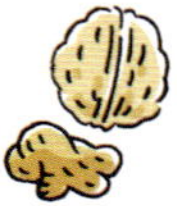

クルミは生活習慣病の予防に欠かせない良質の脂肪酸が含まれます。髪と肌を健康に保つ他、常食するとコレステロール値を下げて、高血圧や動脈硬化を予防し、代謝のバランスを整えて細胞の老化を抑えます。

納豆

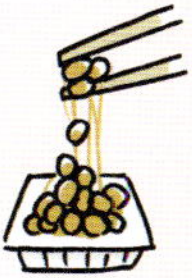

納豆に含まれるコンドロイチンは、全身の関節をスムーズに動かして、肌や皮膚のみずみずしさを保ちます。また、細胞の炎症を抑制させるポリアミンという成分が血管を若々しく保ち、老化を遅らせます。

豚肉

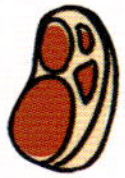

豚に含まれるプラセンタは、多くのアミノ酸・ビタミン・ミネラル等豊富な栄養素が含まれており、シミ、シワ、ニキビなど、女性の肌トラブルのほとんどに効果を発揮します。また、血行促進作用で抜け毛を少なくして、発毛へと導きます。

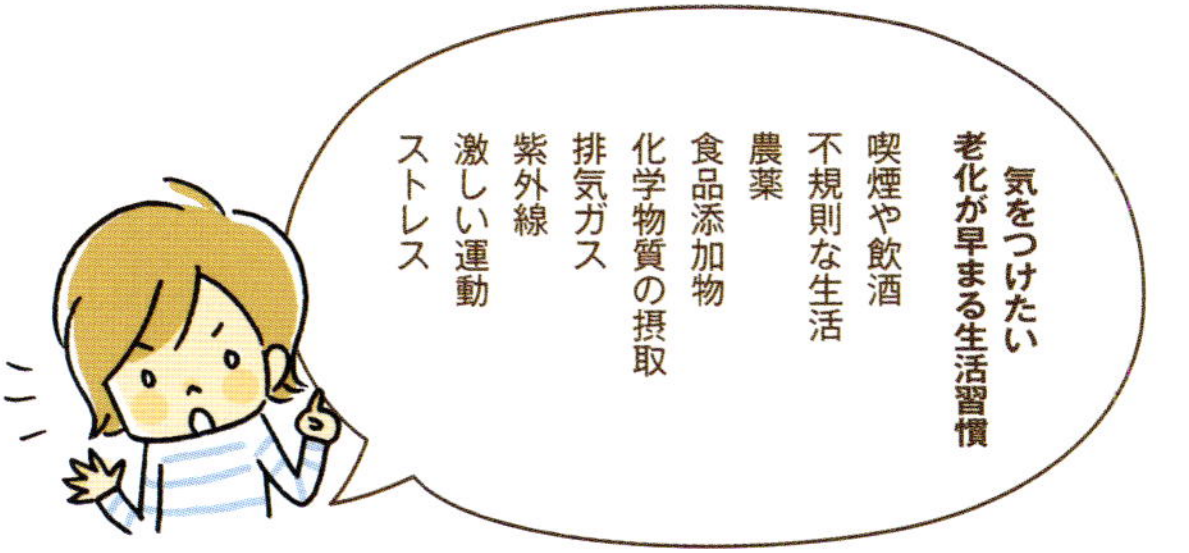
気をつけたい
老化が早まる生活習慣
喫煙や飲酒
不規則な生活
農薬
食品添加物
化学物質の摂取
排気ガス
紫外線
激しい運動
ストレス

脳の老化を防ぐ食べもの

もの忘れを防ぐ…大豆・大豆製品
豆腐・納豆・おからは積極的に食べる

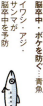

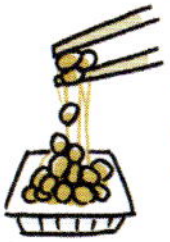

脳卒中・ボケを防ぐ…青魚
イワシ・アジ・サンマが脳卒中を予防

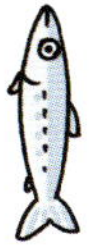

脳の血管を守る…根菜・いも類
大根・ゴボウ・じゃがいも・さつまいもは血管を柔軟に保つ

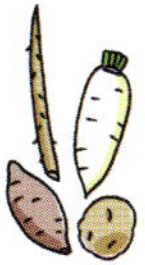

脳の老化を止める…緑黄色野菜
ほうれん草・ニンジン・トウモロコシは老化の原因の活性酸素を消す

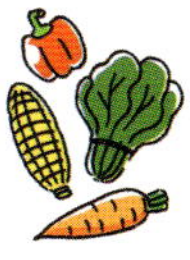

動脈硬化・老化を防止する

ほうれん草のごま納豆あえ

材料

納豆 …1 パック
ほうれん草 …1 束
ごま …大さじ 4

A
- しょうゆ …大さじ 4
- だし汁 …大さじ 2

作り方

1 ほうれん草は熱湯でさっとゆでて、水にさらしひと口大に切ります。

2 ごまを炒って A を合わせて、納豆とほうれん草を混ぜ合わせます。

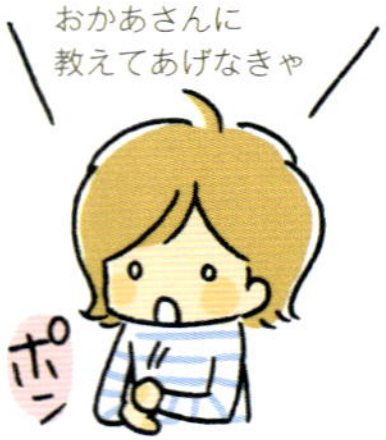

食べ合わせ
納豆＋ほうれん草

納豆とほうれん草が動脈硬化を防止するので、相乗効果で血流が増えて血管が若返ります。

コラーゲンがたっぷり美肌メニュー

豚バラと青ジソの梅あえ

材料

豚バラ（しゃぶしゃぶ用）… 200g
青ジソ…10 枚
梅干し…1 個
めんつゆ… 100mℓ

作り方

1 青ジソと梅肉を刻んでめんつゆと混ぜます。

2 豚バラ肉を熱湯に軽く通して、火が通ったらあげます。

3 **2** を盛り付けて、上から **1** を回しかけます。

ビタミン C は乳製品や卵、肉類など良質なタンパク質と合わせれば、美肌効果 UP

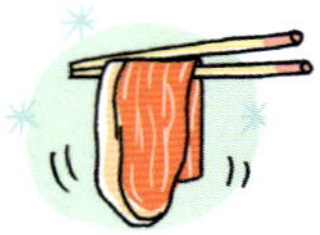

コラーゲンたっぷり！

細胞が若返り美肌効果 UP

アボカドのハチミツヨーグルト

材料
トマト…1個
アボカド…1/8個
ヨーグルト…80g
ハチミツ…小さじ2

作り方
1 トマトは8等分に切り、アボカドもトマトと同じくらいに切ります。

2 ヨーグルトの上に **1** を盛り、ハチミツをかけます。

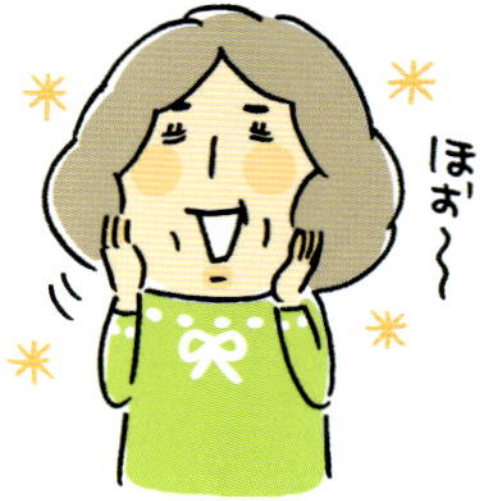

食べ合わせ
ヨーグルト+アボカド
タンパク質と一緒にビタミンCを一緒に摂れば、コラーゲンの生成が活発に行われます。

避けたい 老化を早める食べもの

酸化した食品
古い油を使ったもの、賞味期限切れのものは避けて、揚げ油はこまめに交換を。

添加物が多い食品
保存料や着色料が多く使われている加工食品、インスタント食品は控えて。

高脂肪の食品
バターや脂身など動物性脂肪の多いものは避けて、植物性の油脂に切り換え、肉の脂身は摂らないように。

腐敗した食品
雑菌や細菌が含まれる食品は避けて。食品の管理、保存はしっかりと。

残留農薬、汚染物質が含まれる食品
野菜や穀物、魚などはできるだけ無農薬、天然物を選ぶのがおすすめ。

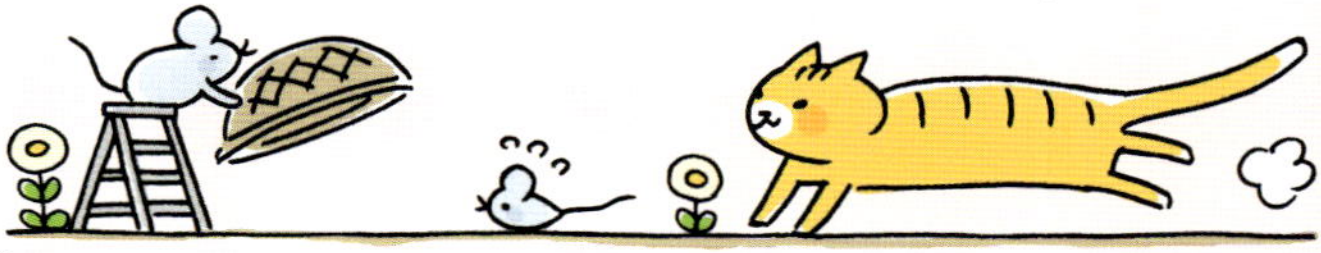

髪の傷み

外側対策では不十分
体の中からも栄養を

パーマやヘアカラー、冷暖房による乾燥などで髪が傷んでしまうと、必要な栄養分が根元まで行き渡らずにパサついたり、枝毛、白髪ができます。また、抜け毛は過労や精神的ストレスも大きく影響しています。傷んだ髪には、カルシウムやビタミンB群で栄養を与え、髪の発育やメラニン色素の合成に必要なミネラルを摂りましょう。

黒ごま

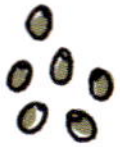

黒ごまに含まれる抗酸化力の強いアントシアニンが、皮膚の老化を防いで健康な頭皮を作ります。また、黒ごまの半分を占める不飽和脂肪酸が、皮膚の血行を促し、髪の根元まで栄養分を運び、髪質を改善します。

みかん

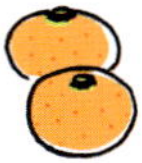

みかんの果皮にはビタミンB_1、d-リモネンという精油成分が含まれており、抜け毛を促進する酵素を抑える働きをすると言われます。また、精油成分は、毛細血管を健全にするので、髪にツヤを与えます。

ひじき

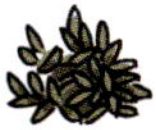

海藻の中でもカルシウムの含有量がトップで、髪に美しいツヤとハリを与えます。また、毛髪、頭皮の細胞を保湿するビタミンAや、新しい髪を作るための新陳代謝に必要な亜鉛など、髪によい栄養が豊富です。

豚肉

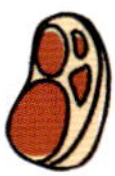

豚レバーや豚肩ロースには、細胞の新陳代謝を助けて、健康な皮膚や髪の成長を促すビタミンB_2が豊富。髪の乾燥を抑えるので、髪のパサつきが気になる時に摂れば、髪にツヤが出て、髪の量も増えます。

髪に栄養が行き渡り美しく健康に

黒ごまプリン

材料

黒ごまペースト…大さじ2
ハチミツ…大さじ2
生クリーム…200mℓ
豆乳…200mℓ
粉ゼラチン…5g

作り方

1 粉ゼラチンを水でふやかします。

2 鍋にゼラチン以外の材料を入れて弱火にかけます。温まったら、ゼラチンを加えて混ぜます。

3 粗熱がとれたら器や型に流して冷蔵庫で冷やし固めます。

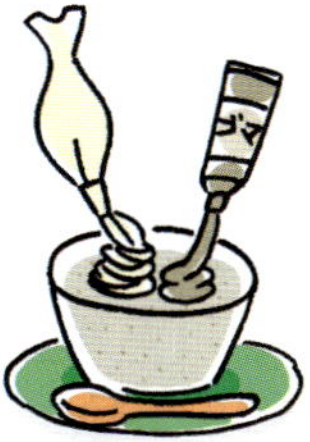

仕上げは、生クリームとごまペーストでどうぞ！

抜け毛をおさえ髪にツヤ感を出す！

みかんトニック

みかんの皮に含まれるペプチドが、毛母細胞の栄養となり髪の成長を促します

材料

みかんの皮…5個分
ホワイトリカー…150mℓ
密閉できるガラス瓶…1個

作り方

1 みかんを密封容器に入れ、ホワイトリカーを注ぎ、2週間冷暗所で漬け込みます。

2 **1** をコーヒーフィルターで濾せば、できあがりです。

※柑橘系で光毒性があるので、昼間は使わず夜専用としたほうがよいでしょう。

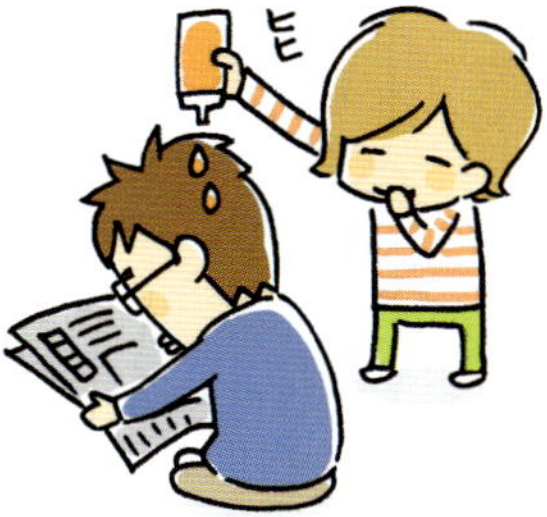

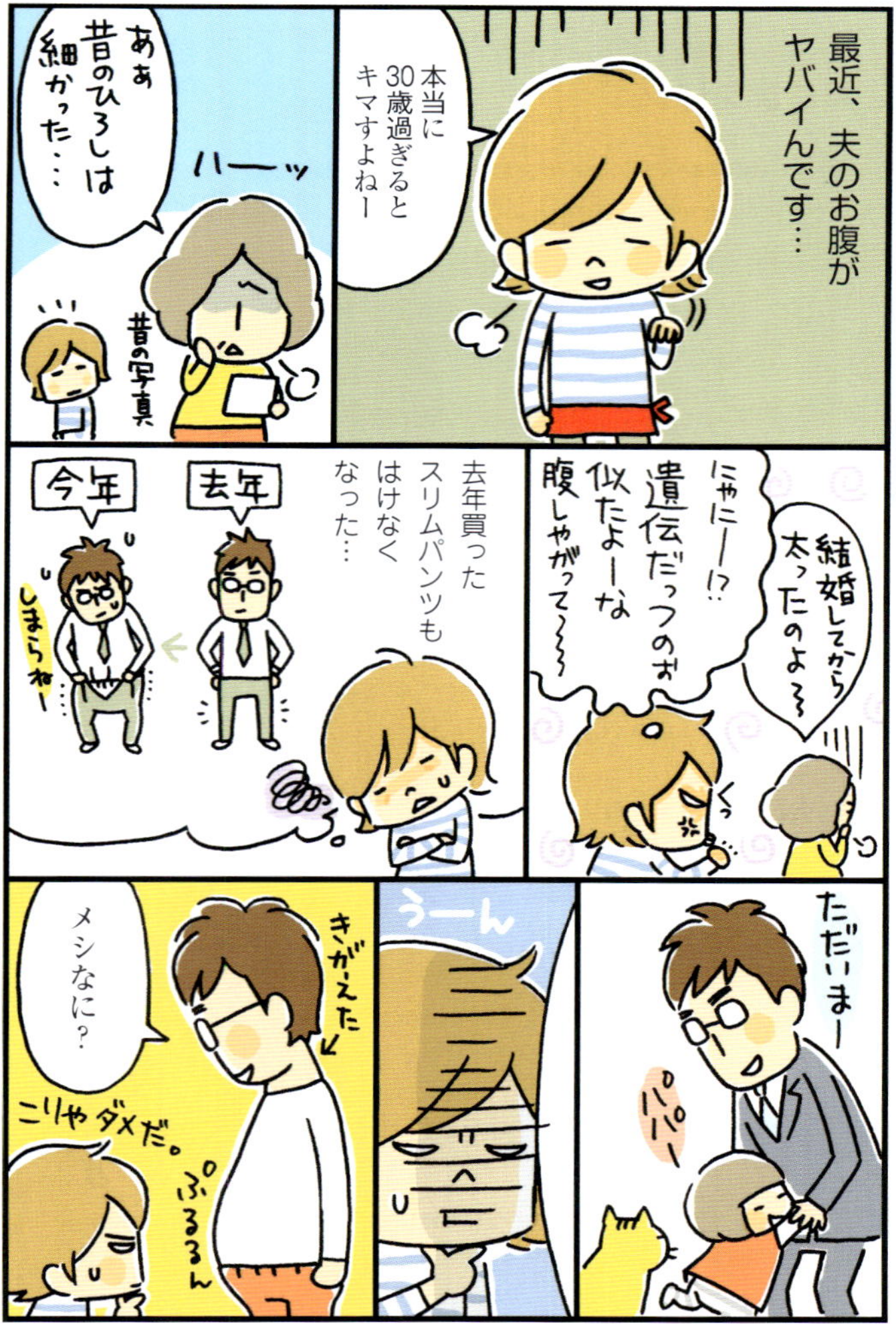
最近、夫のお腹がヤバイんです…
本当に30歳過ぎるとキマすよねー
ハーッ
ああ昔のひろしは細かった…
昔の写真
結婚してから太ったのよ〜
にゃにーー!? 遺伝だっつのお似たよーな腹しやがって〜〜〜
くっ
去年買ったスリムパンツもはけなくなった…
去年
今年
しまらねー
ただいまー
パパー
うーん
きがえた
メシなに?
こりゃダメだ。
ぷるるん

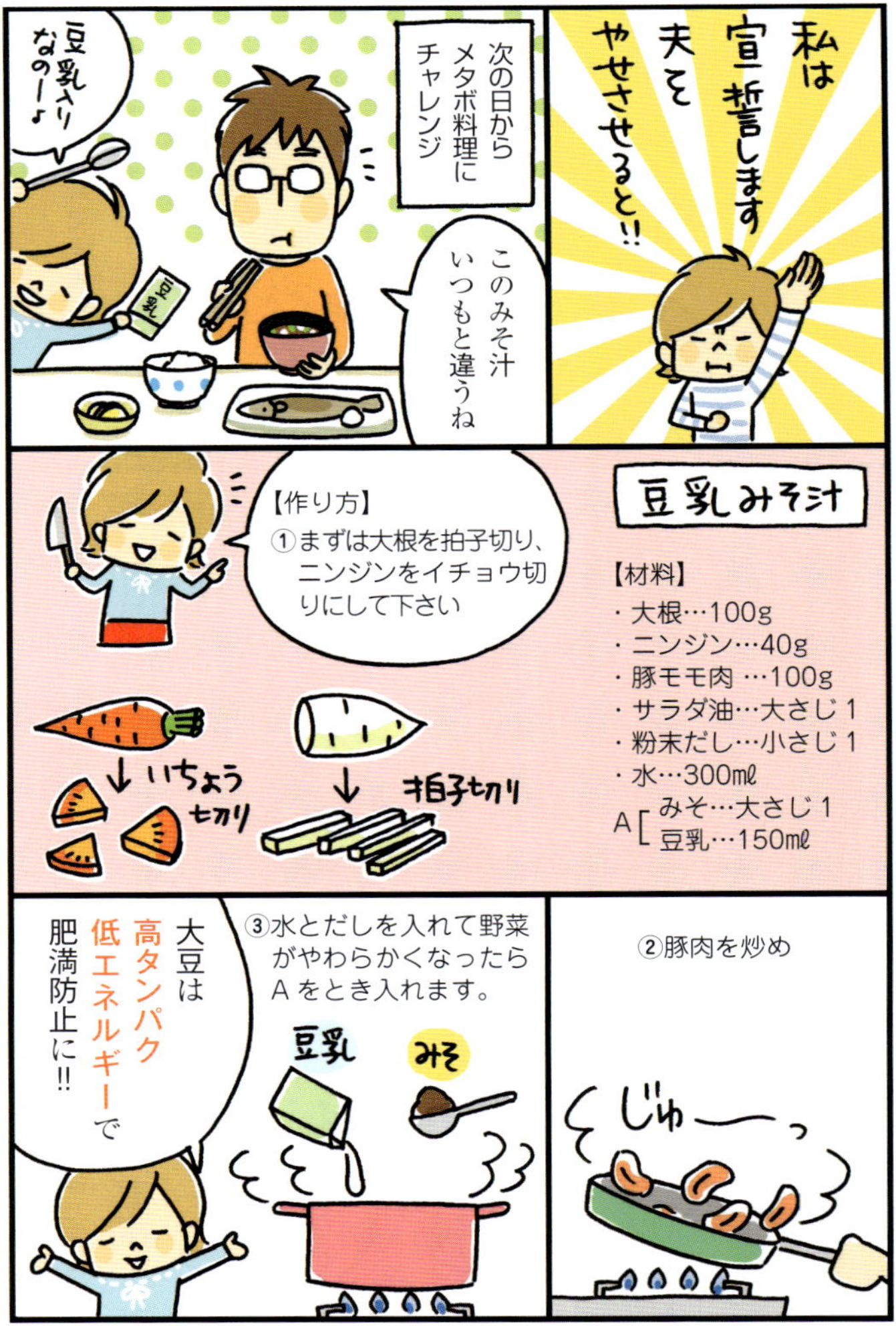

私は宣誓します
夫をやせさせると!!
次の日から
メタボ料理に
チャレンジ
このみそ汁
いつもと違うね
豆乳入りなのー♪
豆乳
豆乳みそ汁
【材料】
・大根…100g
・ニンジン…40g
・豚モモ肉 …100g
・サラダ油…大さじ1
・粉末だし…小さじ1
・水…300mℓ
A[みそ…大さじ1
豆乳…150mℓ
【作り方】
①まずは大根を拍子切り、ニンジンをイチョウ切りにして下さい
いちょう切り
拍子切り
②豚肉を炒め
じゅーっ
③水とだしを入れて野菜がやわらかくなったらAをとき入れます。
豆乳
みそ
大豆は
高タンパク
低エネルギーで
肥満防止に!!

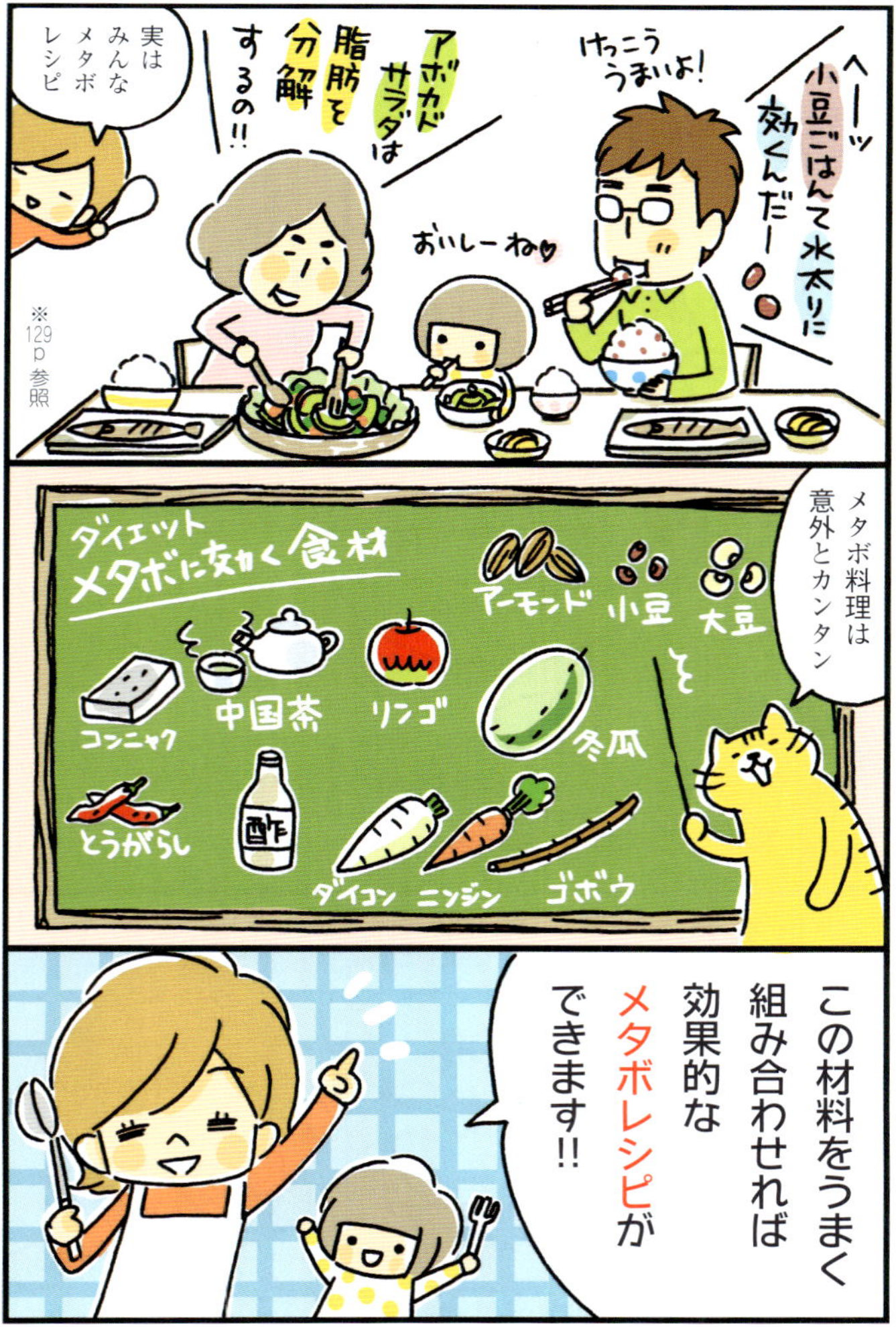

へーーッ
小豆ごはんて水太りに効くんだーー
けっこう
うまいよ!
アボカドサラダは脂肪を分解するの!!
おいしーね♡
実はみんなメタボレシピ
※129p参照
メタボ料理は意外とカンタン
ダイエット
メタボに効く食材
アーモンド
小豆
大豆
を
中国茶
リンゴ
コンニャク
冬瓜
とうがらし
酢
ダイコン
ニンジン
ゴボウ
この材料をうまく組み合わせれば効果的なメタボレシピができます!!

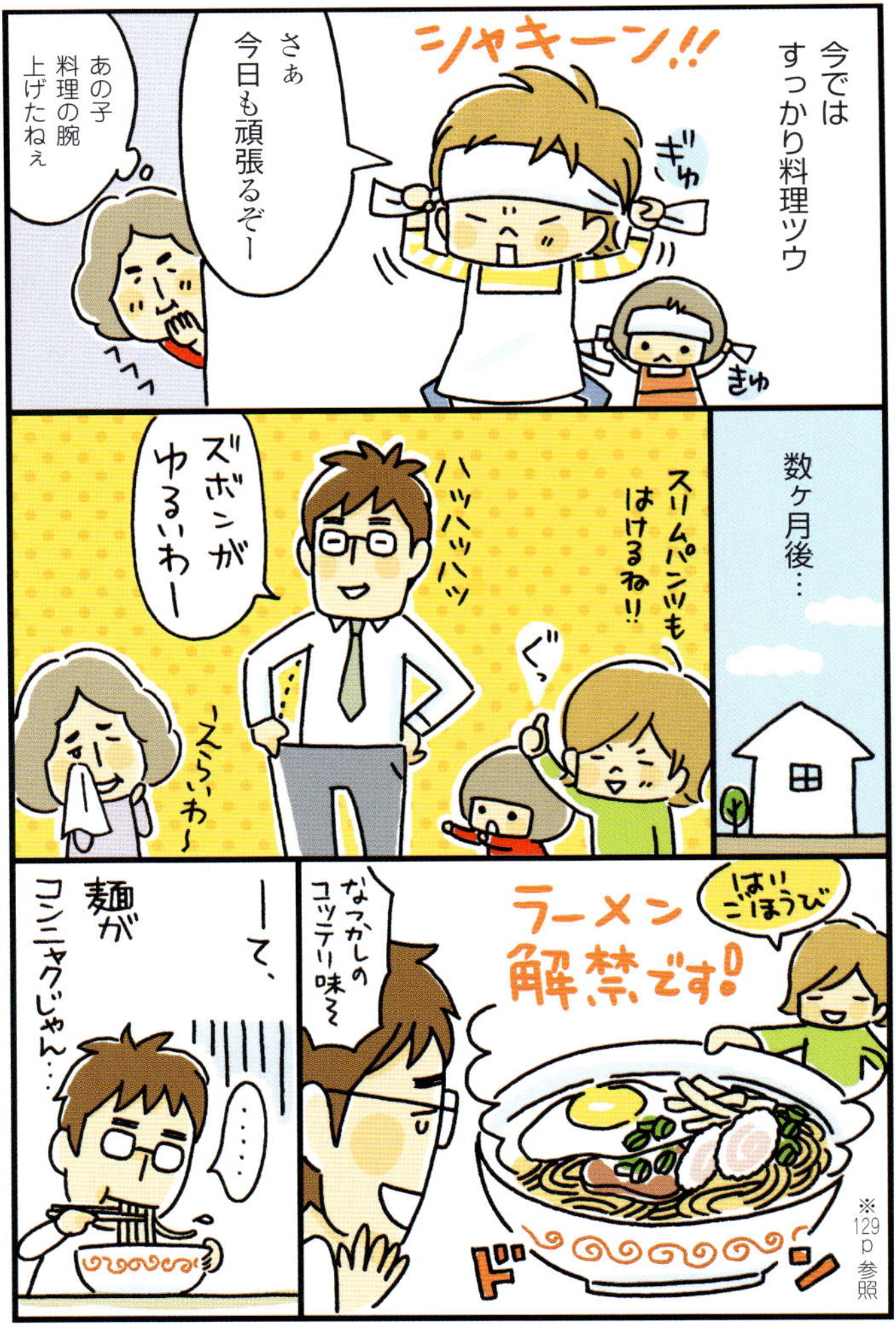
今では
すっかり料理ツウ
シャキーン!!
ぎゅ
きゅ
さぁ
今日も頑張るぞー
あの子
料理の腕
上げたねぇ
数ヶ月後…
スリムパンツも
はけるね!!
ぐっ
ハッハッハッ
ズボンが
ゆるいわー
えらいわ~
ラーメン
解禁です!
はい
ごほうび
ドーン
なつかしの
コッテリ味を
※129p参照
ーーて、
麺が
コンニャクじゃん…
……

ダイエット

低カロリーなバランス食で必要な栄養を

太り過ぎは外見だけでなく、健康面でも糖尿病や高血圧、生活習慣病を引き起こす原因になります。健康面を損ねないで、栄養バランスのとれた低カロリー食をきちんと食べることが大切です。

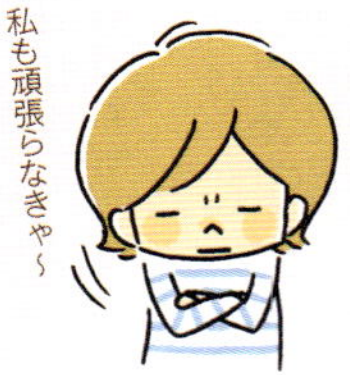

中国茶

すぐれた消化作用と肉類や油に含まれる脂質を分解し、便通を促す働きがあります。さらにタンニンは体内の毒素を解毒して脂肪の吸収を抑えます。中国茶の中でも肥満防止効果が高いのはプーアール茶です。

りんご

りんごには利尿作用や脂肪分解を促進するカリウム、整腸作用のある水溶性・不溶性の食物繊維が含まれます。この成分は、体内に含まれる余分なコレステロールを体外に排出して、脂肪の付きにくい体にします。

大豆

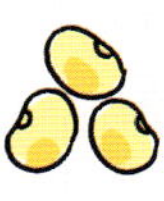

健康に痩せるために必要な植物性タンパク質のペプチドは、血清コレステロールを低下させ、脂肪を燃焼しやすくする働きがあります。さらに、大豆イソフラボンはホルモンと調和して肥満防止効果を高めます。

ダイエットの原則

1 一日のエネルギー量は一六〇〇kcal
2 おかずはうす味
3 脂肪分、糖分は控える
4 ビタミンやミネラルはたっぷり
5 便秘は解消させる

満腹感を得つつお腹スッキリ！

納豆こんにゃく

材料　納豆…1パック
糸こんにゃく…適量
ネギ…適量
砂糖・しょうゆ…少々

作り方
1 糸こんにゃくは適当な長さに切り、熱湯でゆでて水気を切ります。
2 納豆にネギを入れて混ぜ、冷ました糸こんにゃく、砂糖・しょうゆと和えます。

脂肪燃焼効果＆低カロリー

カンタン卯の花

材料　おから…200ｇ
ニンジン…1/2本
A ┌ 砂糖・しょうゆ・みりん…各大さじ2
　│ 顆粒だし…小さじ1
　└ 水…1カップ

作り方
1 おからはレンジで加熱します。鍋にAを入れて、火にかけます。
2 千切りしたニンジンとおからを鍋に入れてしばらく混ぜたら完成。

加熱で甘みも満腹感も増す

焼きりんご

りんごを焼くことでポリフェノールの働きがUP。体への吸収率も高まります

材料　りんご…1個
バター…10g
ハチミツ…大さじ1
シナモン…適量

作り方
1 バターは室温に戻し、ハチミツとシナモンを入れて混ぜておく。
2 りんごは数カ所フォークで穴をあけて芯をくりぬき、1を詰める。
3 180℃に温めたオーブンで30分焼いてできあがり。

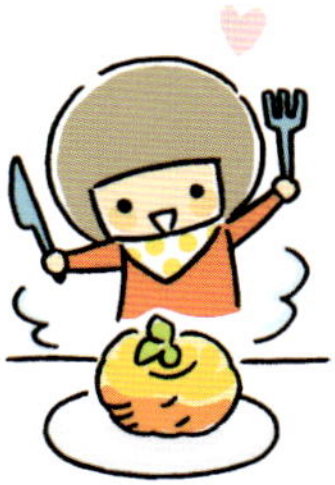

メタボリック症候群

健康を保ちながら過食防止と運動を

体内に消化吸収された食事はエネルギーにかわりますが、消費されないと体脂肪になります。太りすぎると心臓に負担がかかり、動脈硬化が進むと、高血圧症や心筋梗塞、脳卒中、糖尿病につながります。いずれも死亡率の高い生活習慣病なので、注意が必要です。メタボリック症候群の対策としては、食事療法が一番効果的だと言われています。

小豆

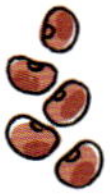

小豆は利尿効果があり、心臓病や腎臓病、かっけなどむくみをともなう病気の症状に効果があります。さらに、皮下脂肪の沈着を防ぐビタミンB_1を豊富に含むので、特に水太りの肥満解消に役立ちます。

こんにゃく

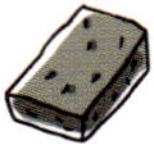

成分の97%が水分なので、満腹感を得ながら食事量を減らすことができます。また、食物繊維のグルコマンナンは腸の脂肪吸収を抑え、コレステロールを溶解する作用もあるので、食事療法に取り入れましょう。

メタボは生活習慣病の発症率大

糖尿病 5 倍	胆石症 3 倍
高血圧症 3.5 倍	女性の不妊症 3 倍
心臓病 2 倍	腰痛・関節症 1.5 倍

BMI 肥満指数の計算法
BMI ＝体重（kg）÷身長（m）÷身長（m）
BMI22 ± 2 は標準
BMI25 以上は肥満

アボカド

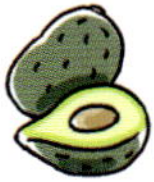

アボカドは良質の油をたくさん含み、その80%が悪玉コレステロールを下げる不飽和脂肪酸です。心筋梗塞や脳梗塞など生活習慣病の予防に効果がありますが、カロリーが高いので、食べ過ぎには注意しましょう。

新陳代謝を活発にして便通を促す

小豆ごはん

材料

米…3合
小豆…75g
熱湯…500mℓ

※ごま塩をふっていただきましょう。

作り方

1 ボールに洗った小豆を入れて熱湯を注ぎ30分浸けます。

2 炊飯器に米と水切りした小豆と分量の水を入れて炊きます。

満腹感を得ながらカロリーオフ

味噌こんにゃくラーメン

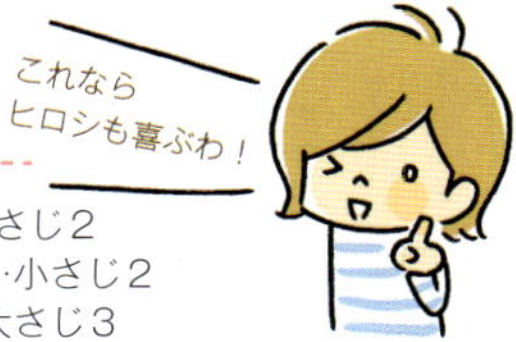

材料

合い挽き肉…150g
野菜…200g
しらたき…180g
ごま油…少々
ショウガ・ニンニク…各小さじ1/2

A
酒… 大さじ2
ラー油…小さじ2
みそ…大さじ3
豆板醤…小さじ1くらい
湯…600mℓ
鶏がらスープの素…小さじ4

作り方

1 鍋にごま油をひいてショウガ・ニンニクを炒める。

2 1に野菜と肉、しらたきとAを加えて煮て、皿に盛ったら完成。

ポッコリお腹に効く

アボカドのサラダ

材料

アボカド…1個
トマト…1個
グレープフルーツ…半分
オリーブオイル…大さじ2
塩…少々

作り方

1 アボカド、トマトはひと口大に切ります。

2 グレープフルーツをスプーンでえぐって合わせます。

3 2にオリーブオイル、塩、グレープフルーツの汁をかけます。

骨粗しょう症

原因はホルモン減 カルシウムで補給を

骨の組織がスカスカになって骨折につながり、歩けなくなり腰が曲がったり、寝たきりになる症状を骨粗しょう症といいます。高齢の女性に多く、女性ホルモン分泌の減少により、カルシウムが流出しやすくなるのが原因といわれます。骨を作るために必要なカルシウムを多めに摂るように心がけ、吸収を促すビタミンDを上手に補いましょう。

小魚

骨ごと食べられる小魚はカルシウムの含有量が多く、骨を強くします。カルシウムの吸収を助ける肉・卵・魚などの動物性タンパク質や、干シイタケ・卵黄などのビタミンDと一緒に調理すると効果的です。

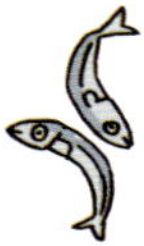

ごま

ごまは、骨の形成に不可欠なカルシウムとマグネシウムを両方含みます。マグネシウムは骨を正常に代謝させる働きがあり、骨がもろくなるのを防ぎます。すりごまやペーストで調理すれば、吸収率が高まります。

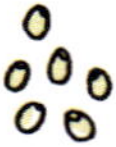

小松菜

小松菜は、緑黄色野菜の中でもカルシウムを多く含む代表的な野菜です。また、豊富に含まれるビタミンKは、骨にカルシウムが沈着するのを助けるので、骨の形成に役立ちます。積極的に取り入れましょう。

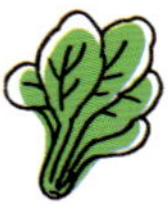

酒・食物繊維の多食注意

アルコールと食物繊維の摂りすぎは、腸の粘膜がカルシウムの吸収を抑えるため、体内のカルシウムが不足して骨が弱くなります。食物繊維はほどほどに、酒の飲み過ぎに注意しましょう。

カルシウム含有量が2倍に！

小松菜のごま和え

材料　小松菜…1束　炒りごま…大さじ3　しょうゆ…大さじ1　みりん…大さじ1　ごま油…小さじ1

作り方

1 小松菜は沸騰した湯に塩少々を入れてゆでたら、急冷して水気をしぼります。

2 炒りごまはすり鉢で半ずりにして、小松菜としょうゆ、みりん、ごま油をよく和えます。

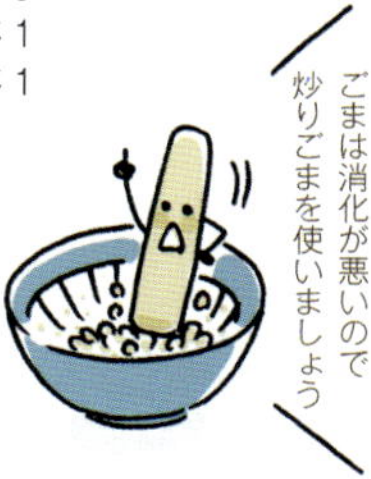
ごまは消化が悪いので
炒りごまを使いましょう

食べ合わせ
小松菜＋ごま

カルシウムの吸収率を高める食べ合わせで、ごまに欠けるビタミンCも小松菜が補います。

カルシウムの吸収が高まる

ちりめんじゃこサラダ

材料　大根…1/4本　ちりめんじゃこ…適量　ポン酢…適量　ごま油…大さじ1

作り方

1 大根は千切りにして水にさらします。

2 フライパンにごま油を入れて、ちりめんじゃこをカリカリになるまで炒めます。

3 大根とじゃこを一緒にして盛り合わせ、ポン酢を上からかけます。

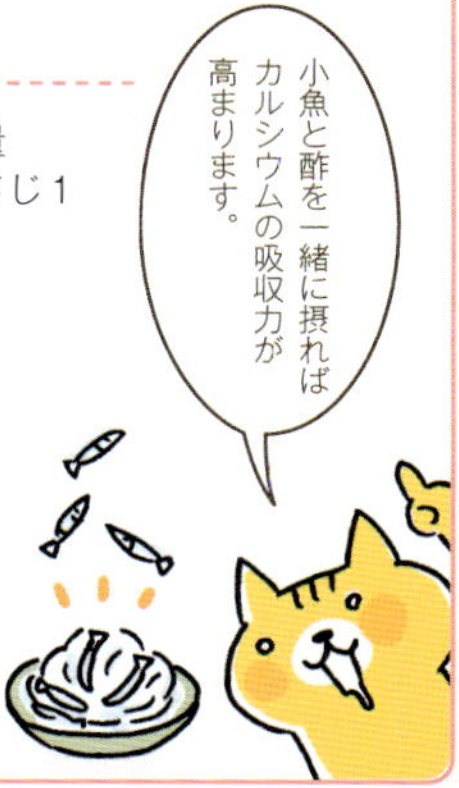
小魚と酢を一緒に摂れば
カルシウムの吸収力が
高まります。

腰痛

カルシウムとビタミンで骨と血行を強化

腰痛の原因は、ほとんどが骨や関節の異常です。激しい痛みを伴うギックリ腰、長時間同じ姿勢でいるために起こる腰痛症はその代表です。腰痛が起こりやすい人は、腰を冷やさない、重いものを持たない、正しい姿勢をとる、腹筋・背筋を鍛える、太らないなどの注意が必要。骨を強化するカルシウムと、血行を促すビタミンEも摂りましょう。

ニラ

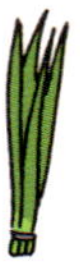

強精食品として知られるニラは、胃腸をはじめ血液の循環をよくして古い血を排泄します。体を温め、痛みを和らげるので慢性腰痛に効きます。胃腸の弱い人は、下痢をすることもあるので食べる量に注意。

さといも

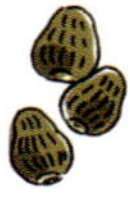

昔からいも薬といわれ、解毒や熱を冷ます冷却剤として使われてきたさといも。慢性の腰痛によく、患部に直接当てることで、筋肉の炎症を抑えて効能を発揮します。患部を温めてから使用するとよく効きます。

干しエビ

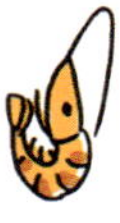

骨を作るカルシウムの含有量は煮干しに匹敵するほど多い干しエビ。グルコサミンが含まれているので、関節の軟骨再生を助け、曲げ伸ばしをスムーズにして、運動機能を改善します。腰痛のひどい人は持続的に食生活に取り入れましょう。

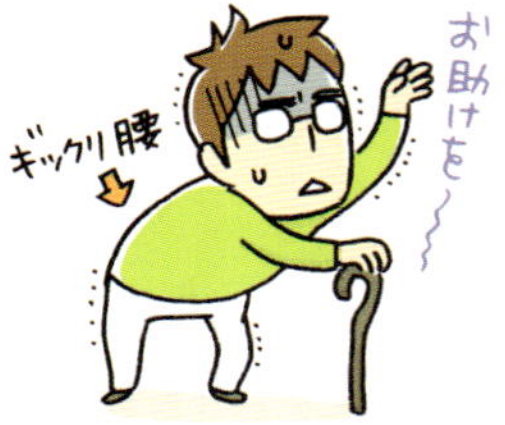

鈍い痛みや腫れなどの炎症が治まる！

さといもシップ

体内の毒素がさといもによって吸い出され、患部が小さくなっていきます

材料
さといも…5個
おろしショウガ…適量
小麦粉…さといもと同量
塩・ごま油…少々
ガーゼ

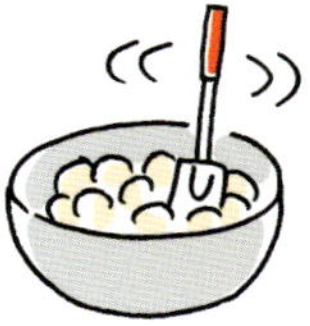

作り方
1 さといもの皮を厚めにむいてすり下ろします。
2 ショウガと塩、小麦粉、ごま油を混ぜます。
3 ガーゼに1cmの厚さで均一に塗って、患部に当てます。

粘りが出るまで
よく混ぜましょう

※さといもシップの有効時間は4時間。嫌なにおいがしたら取り替えましょう。

痛みを和らげて慢性腰痛に効く

カンタン！ニラ玉

材料
卵…2個
ニラ…1束
A
- 砂糖…小さじ1
- 酒…大さじ1
- 塩…少々
- オイスターソース…小さじ1

作り方
1 ニラは3～4cmの長さに切ります。
2 卵は軽く溶きほぐします。
3 中華鍋に油をひき、卵を流し込み、半熟になったら取り出します。
4 中華鍋にニラを入れて色が変わったら、Aを加えて絡めます。卵を入れてひと混ぜしたら完成です。

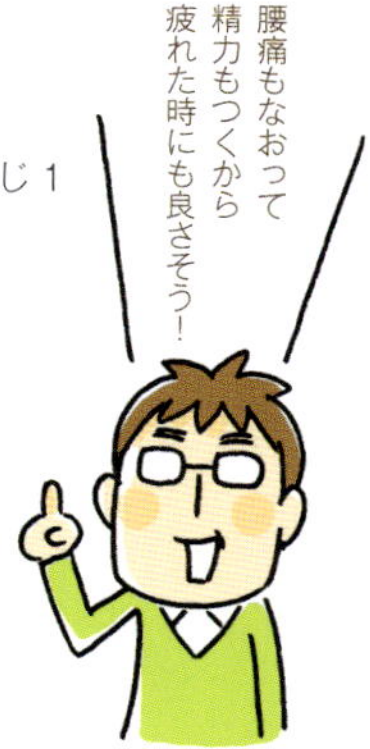
腰痛もなおって
精力もつくから
疲れた時にも良さそう！

体臭

汗と雑菌がにおい源
食品で汗を抑えて

頭から足の先まで全身から発生するにおいの総称を体臭といいます。発生源は皮膚の汗腺、皮脂腺、わきがの三種類。わきがは特に女性に多く、わきの下のアポクリン腺の分泌増加と皮膚の細菌によって悪臭になります。体臭は、むだ毛を剃って石けんでよく洗う、下着を取り替えるなど常に体を清潔に保つことで、ある程度は抑えられます。

ショウガ

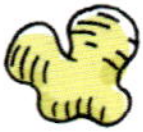

ショウガは肉や魚の臭みを消す薬味としてよく用いられますが、体臭の発生をくいとめる働きもします。また、ジンゲロンやショウガオールには優れた殺菌力があり、皮膚の雑菌の増殖を防ぐことができます。

米酢

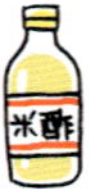

酢の主成分のクエン酸には殺菌効果がある上、皮膚の表面を酸性に保つため、雑菌の繁殖が抑えられます。汗腺を引き締める効果もあり、風呂に少量入れればアポクリン腺から分泌する汗そのものの量を抑えます。

レモン

レモンには、殺菌作用の他に強い消臭・芳香作用があります。皮脂の酸化を防ぐ働きもするので、外出時の一時的なにおい止めに効果的。体臭の強い人はわき、顔、頭、胸など皮脂の多い部分につけましょう。

大豆

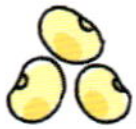

大豆イソフラボンが女性ホルモンを増やし、発汗抑制の働きをするので、汗をかきにくくなります。また、大豆サポニンは抗酸化作用があり、においの元である体の酸化を防いでにおいが発生しにくい体にします。

殺菌作用で雑菌の繁殖を防ぐ！

ショウガのホットタオル

ショウガに含まれる辛み成分は、においを消す強力な殺菌作用を持っています

材料　ショウガ…1個
水…500mℓ
タオル

作り方
1 ショウガは薄く切ります。
2 ショウガを水に入れて半量になるまで弱火で煎じます。
3 温かいうちにタオルに浸してしぼり、においの患部にあてます。

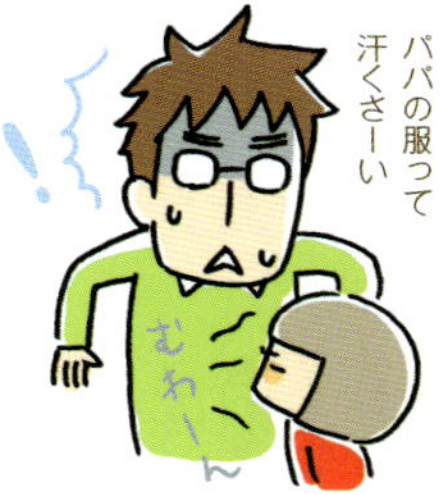
パパの服って
汗くさーい
むわ〜ん

※かぶれやすい人は必ずパッチテストをしてから行いましょう。

嫌な汗のにおいを抑える

きな粉のミルク寒天

材料　豆乳…400g
きな粉…50g
黒糖…30g
粉寒天…4g

作り方
1 鍋にきな粉、黒糖、粉寒天を入れて泡だて器でよく混ぜます。
2 豆乳を加えて、火にかけ、沸騰したらすぐに止めます。
3 容器に入れて粗熱がとれたら冷蔵庫で冷やします。

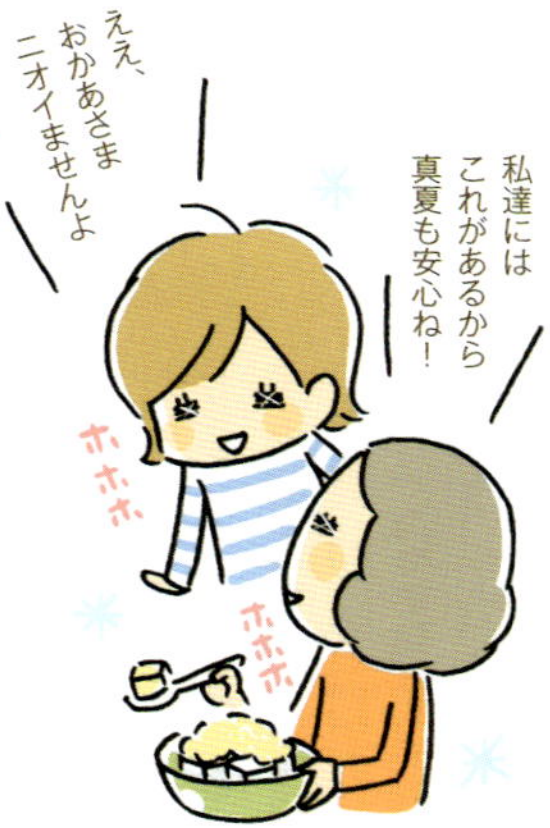
私達には
これがあるから
真夏も安心ね！
ええ、
おかあさま
ニオイませんよ
ホホホ
ホホホ

きな粉や黒蜜をかけてどうぞ！

口臭

気にしすぎが原因も 虫歯・歯肉炎の治療を

口臭に悩む人は多く、そのパターンは生理的口臭と病的口臭、心因的口臭の3つに分けられます。まず、生理的口臭は空腹時や睡眠時の唾液の分泌が少ない時に細菌が活発になって起こります。次に、病的口臭は歯肉炎や歯槽膿漏、虫歯が原因。最後の心因的口臭は神経質な女性に多いもの。あまりに気になる時は、医師の診察を受けましょう。

お茶の葉

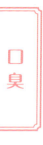

タンニンには抗菌作用があるので、口臭の原因である雑菌を取り除きます。また、消化を促すので胃腸の消化不足が原因で口臭が出やすい人にも効きます。お茶の葉を噛んだり、飲むだけでも効果があります。

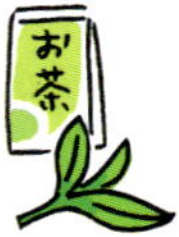

ニンジン

ニンジンエキスが、口臭の原因になる口内の細菌を浄化して、体内の腸の働きまで、改善してくれます。また、豊富な繊維が含まれるため、口内の食べかすなどをキレイに洗浄してくれる効果もあります。

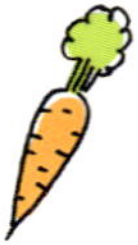

口臭の予防法

口臭の原因のひとつ
胃トラブルは食生活の見直しから

1 間食はやめ三食規則正しく摂る
2 食べ過ぎは胃を壊すので腹八分目
3 夜8時以降は何も食べない
4 唾液が十分に出るよう数十回噛む

レモン

レモンに含まれるクエン酸には、においの元になるタンパク質を分解する働きや、口の中に残った食べカスの腐敗や発酵を防ぎます。また、酸味が唾液の量を増やし、口の中の自浄作用を高める働きもあります。

細菌を浄化して口臭をストップ

にんじんポタージュ

材料

ニンジン…1本
タマネギ…小1個
牛乳…100mℓ
生クリーム…50mℓ
コンソメの素…1/2個
バター…10g

作り方

1 ニンジンとタマネギを薄切りにします。

2 鍋にニンジンとタマネギ、ひたひたの水を入れて、柔らかくなるまで煮ます。味をみながら塩こしょうをします。

3 2に牛乳を加えて、ミキサーにかければ完成。

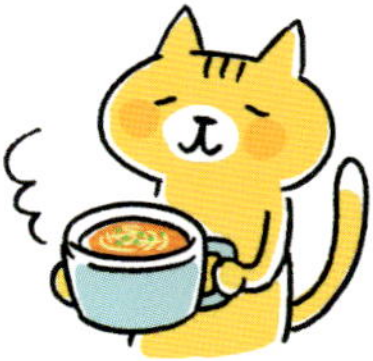

冷やしても
おいしいよ！

自浄作用を高めてにおわない

レモンカード

レモンには唾液の分泌を促進し、酸素を取り込んで細菌の繁殖活動を防ぎます

材料

卵…1個
レモン果汁…60mℓ
砂糖…100g
バター…50g

作り方

1 ボウルに卵を割りほぐして、残りの材料を入れます。

2 湯せんにかけて、トロッとしてくるまで加熱します。

3 ビンに移して、粗熱をとります。冷蔵庫で保存して2週間で食べきります。

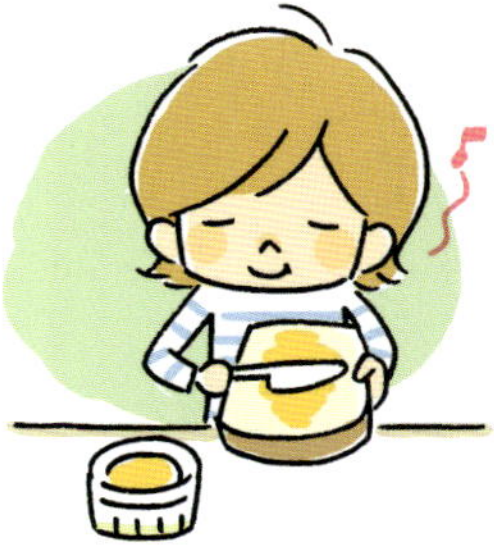

毎朝のトーストに塗れば、
口臭予防ができます！

口内炎

口内を清潔に保って栄養バランスを改善

口内炎とは、口の中が荒れて痛む病気です。口内の粘膜が赤く腫れるカタル性口内炎や、粘膜に浅い腫瘍ができるアフタ性口内炎などがあります。原因は栄養バランスの悪さや胃腸障害、精神的なストレスだと言われます。再発することが多い病気なので、バランスのとれた食事と口内を清潔に心がけることで予防します。

ナス

昔から口内炎の特効薬といわれるナスは、熱を冷まして痛みや腫れを鎮めます。栄養成分が熱に強いので加熱調理にも最適です。特にビタミンEが豊富な植物油で炒めると、抗酸化力が増して薬効が高まります。

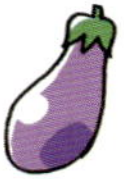

トマト

酸味が胃液の分泌を促して、タンパク質の消化を助け、胃を丈夫にします。また、血液をキレイにするビタミンB_2、豊富なビタミンCが老朽化した血管を丈夫に保ちます。口内炎の治りを早め、できにくくします。

ハチミツ

細菌の水分が濃縮状態のハチミツに奪われ、死滅することで殺菌できます。また、ビタミンB群も豊富で、天然のものを選ぶと、より効果が期待できます。水に薄めてうがいをすると、口内炎の治りが早まります。

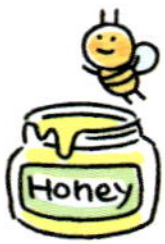

大根

白い部分に数種類の消化酵素が含まれ、消化吸収を促進して胃腸障害を緩和してくれます。また、これらの酵素は熱に弱いため生食がおすすめ。大根おろしで口をすすげば口内炎や歯肉炎などの炎症に◯。

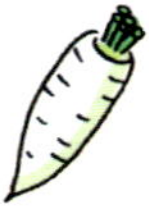

熱をとり痛みを和らげる

トマトのハニーミルク

材料
トマト…中1個
牛乳…150mℓ
レモン果汁…大さじ1
はちみつ…大さじ1/2

作り方
1 すべての材料をミキサーにかけます。
2 コップに注いで完成。時間がたつと分離するので、早めに飲みましょう。

消化酵素が胃腸障害を治す

大根のレモンサラダ

材料
大根（上部分）…100g
レモン汁…適量
鮭缶…適量

作り方
1 大根は皮をむいて刻み、塩をふりよく揉みます。
2 鮭缶は汁を切って大根と和えます。
3 **2**にレモン汁をかけて、できあがりです。

止血をして治りを早めてくれる

ナスとトマトのラタトゥイユ

材料
ナス…2本
トマト…2個
タマネギ…1個
オリーブオイル…大さじ2
しょうゆ…大さじ1
ニンニク…1かけ
塩・こしょう・和風だし…少々

作り方
1 厚手の鍋にすりつぶしたニンニク、オリーブオイルを入れて炒めます。
2 くし切りにしたタマネギ、乱切りのナスとトマトを入れて炒め、塩・こしょうで味付けをします。
3 和風だしとしょうゆを入れて、煮汁が半分くらいになるまで煮つめます。

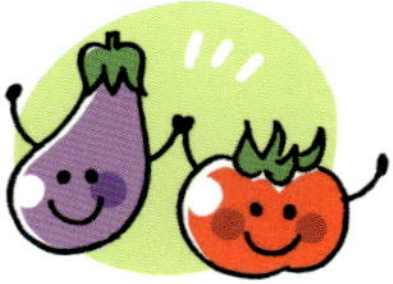

ナスが口内の止血・消炎をして、トマトが血管を丈夫にします

第5章

婦人病に効く食べものとレシピ

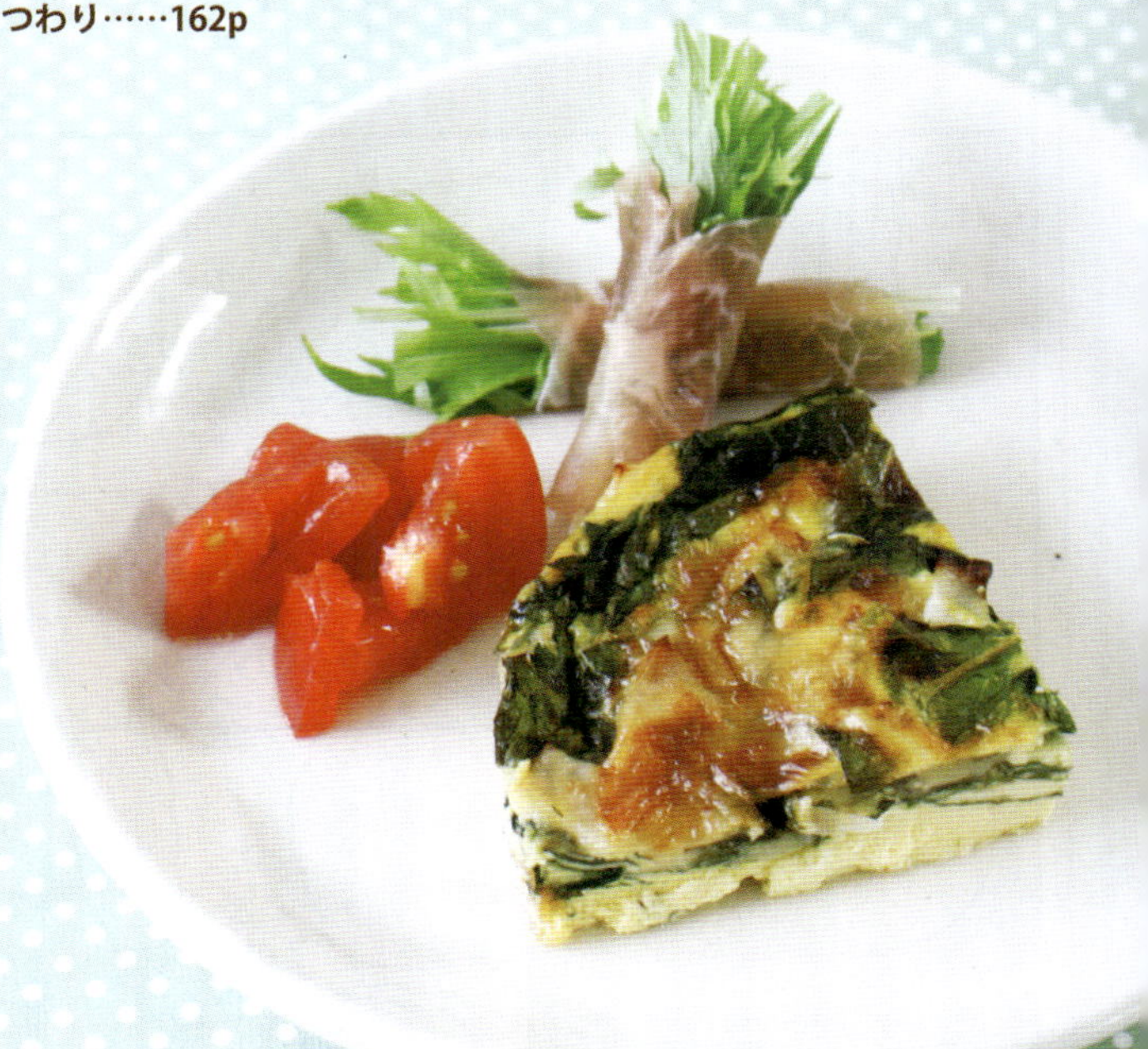

ほうれん草のキッシュ（151p）

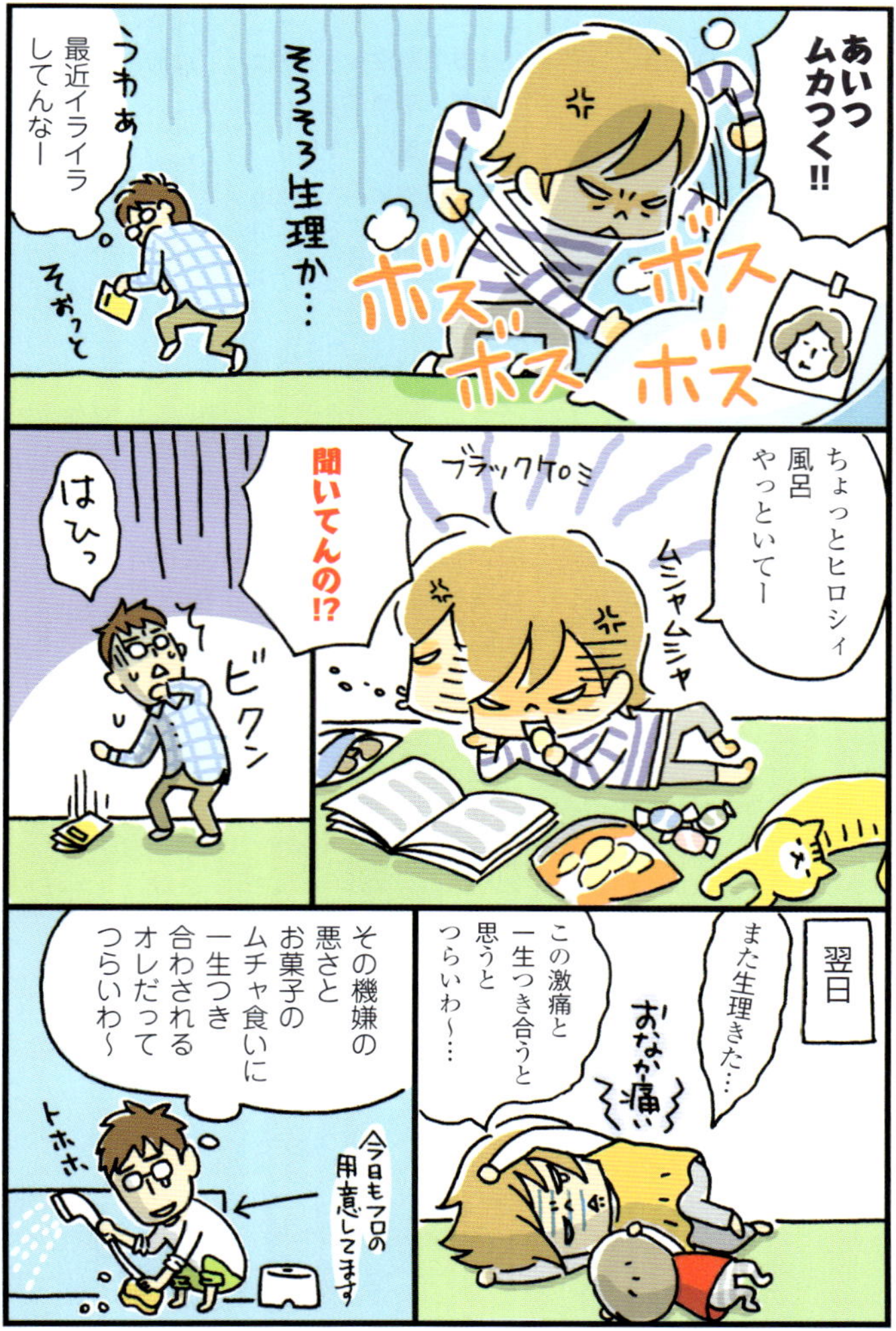
あいっムカつく!!
ボス
ボス
ボス
ボス
そろそろ生理か…
うわぁ
最近イライラしてんなー
そおっと
ちょっとヒロシィ風呂やっといてー
ブラックケロミ
ムシャムシャ
聞いてんの!?
はひっ
ビクン
翌日
また生理きた…
おなか痛い
この激痛と一生つき合うと思うとつらいわ~…
その機嫌の悪さとお菓子のムチャ食いに一生つき合わされるオレだってつらいわ~
今日もフロの用意してます
トホホ

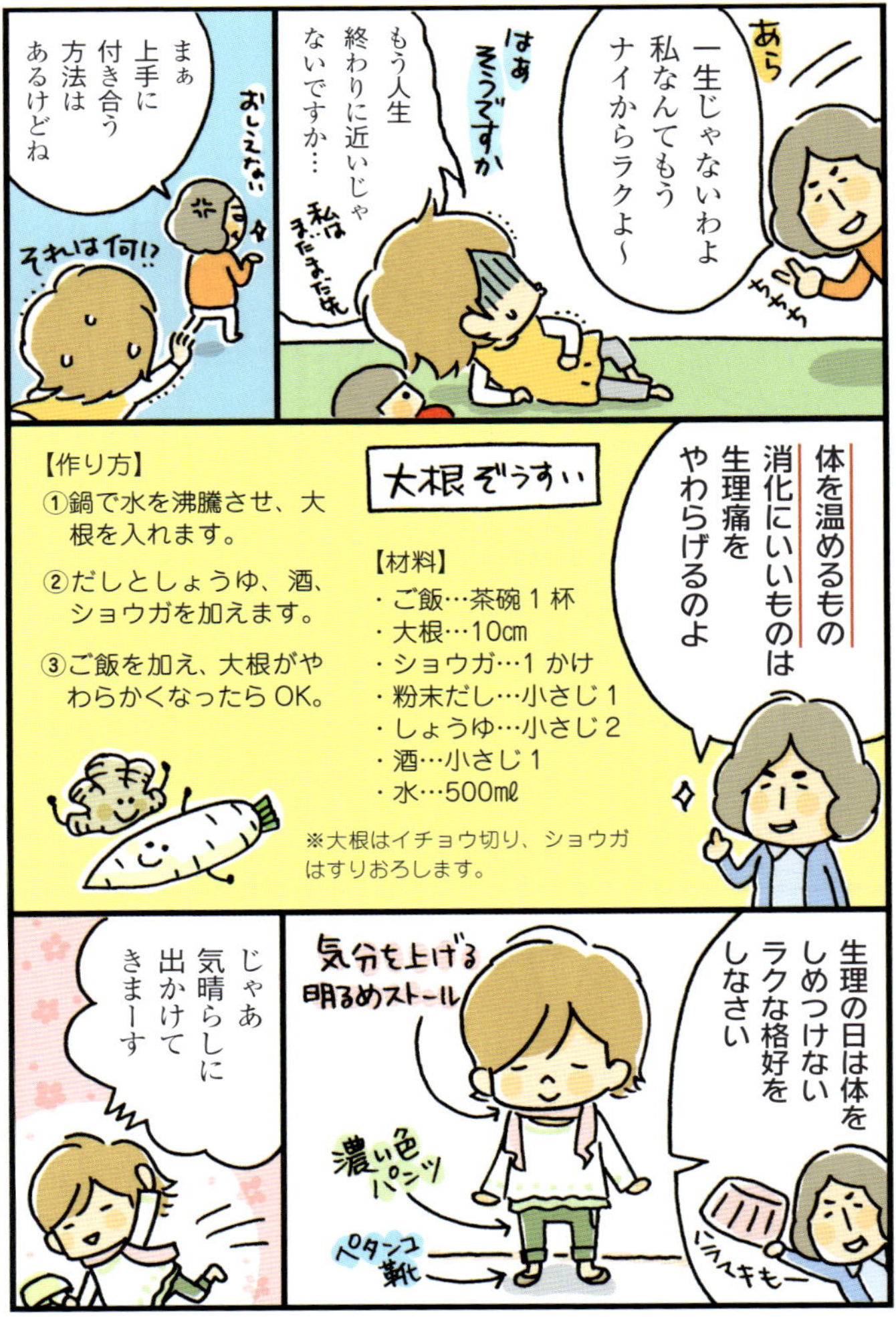
あら
一生じゃないわよ 私なんてもう ナイからラクよ～
ちちち
はぁ そうですか
もう人生 終わりに近いじゃ ないですか…
私は まだまだ先
まぁ 上手に 付き合う 方法は あるけどね
おしえない
それは何!?
体を温めるもの 消化にいいものは 生理痛を やわらげるのよ
大根ぞうすい
【材料】
・ご飯…茶碗１杯
・大根…10㎝
・ショウガ…1かけ
・粉末だし…小さじ１
・しょうゆ…小さじ２
・酒…小さじ１
・水…500㎖
※大根はイチョウ切り、ショウガはすりおろします。
【作り方】
①鍋で水を沸騰させ、大根を入れます。
②だしとしょうゆ、酒、ショウガを加えます。
③ご飯を加え、大根がやわらかくなったらOK。
生理の日は体を しめつけない ラクな格好を しなさい
気分を上げる 明るめストール
濃い色パンツ
ペタンコ靴
ハラマキもー
じゃあ 気晴らしに 出かけて きまーす

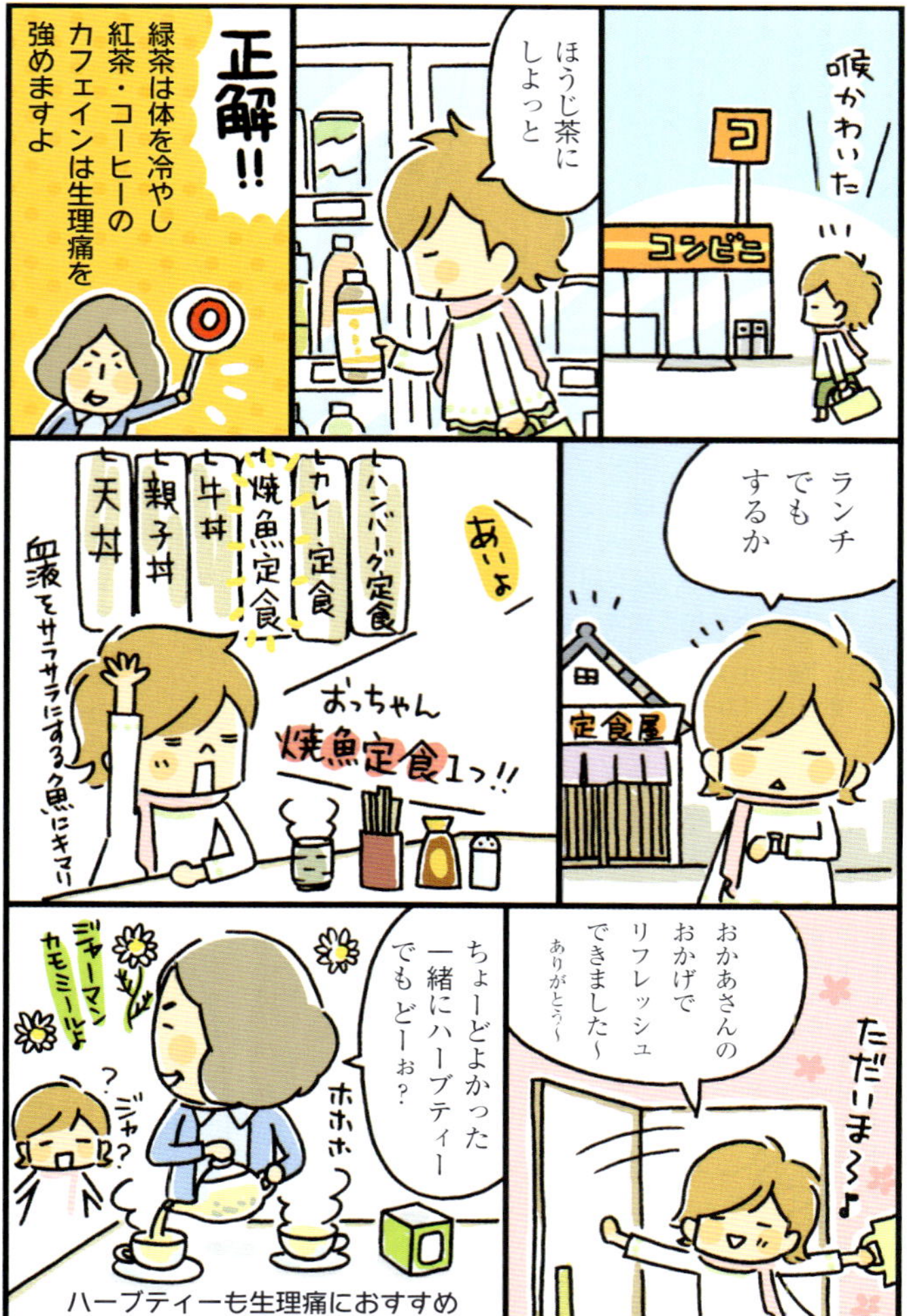

喉かわいた
コンビニ
ほうじ茶にしよっと
正解!!
緑茶は体を冷やし
紅茶・コーヒーのカフェインは生理痛を強めますよ
ランチでもするか
定食屋
ハンバーグ定食
カレー定食
焼魚定食
牛丼
親子丼
天丼
あいよ
おっちゃん 焼魚定食1つ!!
血液をサラサラにする魚にキマリ
ただいま〜♪
おかあさんのおかげでリフレッシュできました〜
ありがとう〜
ちょーどよかった一緒にハーブティーでもどーお?
ホホホ
ジャーマンカモミールよ
ジャ?
?
ハーブティーも生理痛におすすめ

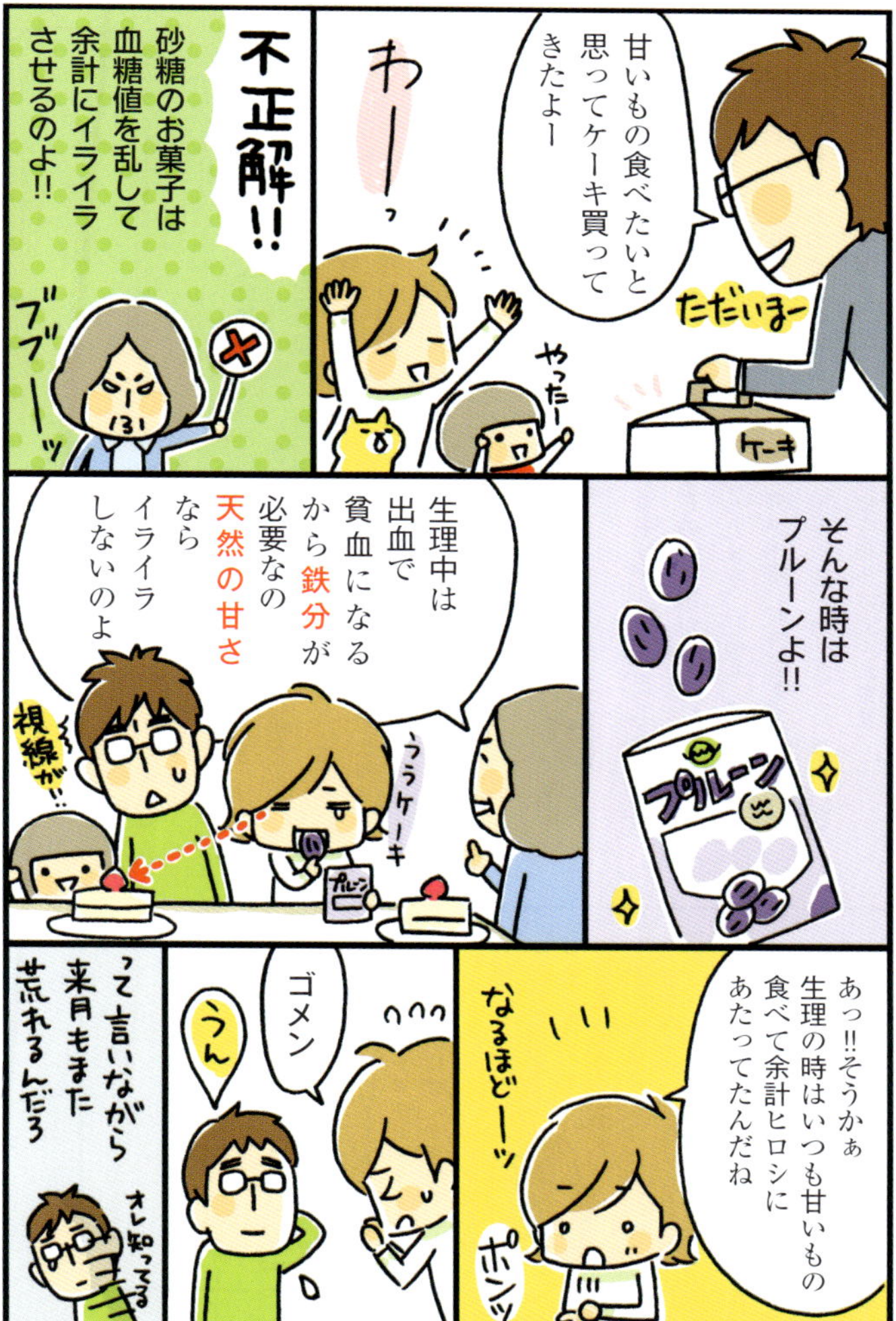
甘いもの食べたいと思ってケーキ買ってきたよー
ただいまー
わーーっ
やったー
ケーキ
不正解!!
砂糖のお菓子は血糖値を乱して余計にイライラさせるのよ!!
ブブーーッ
そんな時はプルーンよ!!
プルーン
生理中は出血で貧血になるから鉄分が必要なの
天然の甘さならイライラしないのよ
視線が
ウラケーキ
プルーン
あっ!!そうかぁ生理の時はいつも甘いもの食べて余計ヒロシにあたってたんだね
なるほどーーッ
ポンッ
ゴメン
うん
って言いながら来月もまた荒れるんだろ
オレ知ってる

生理痛

血流を促す食品と下腹を温めて改善！

生理がはじまると下腹部に重苦しさや痛みを感じる女性は多いもの。中でも寝込んだり、鎮痛剤を飲まなくてはいられないような人を月経困難症といいます。その原因は子宮発達が十分でないこと、頸管が狭く経血が通りにくいことですが、出産を経験すると無くなるといわれています。血行を促す食べものや下腹を温めて、予防しましょう。

プルーン

プルーンは、生理痛の原因である女性ホルモンバランスを整えます。また、鉄分を多く含んでいるので、生理時に不足しがちな血液を補ってくれる他、生理によっておこる貧血の予防にも役に立ちます。

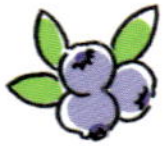

アーモンド

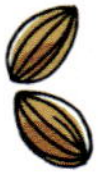

アーモンドは、食品の中でもビタミンEの含有量が一番多い食品として知られます。ビタミンEにはホルモン分泌作用、血行促進作用があり、血行不良や体が冷えることで起こる生理痛を和らげてくれます。

生理痛を改善する工夫

生理が終わるまで飲酒はひかえましょう。飲酒で血管が広がると、出血量が増えます。

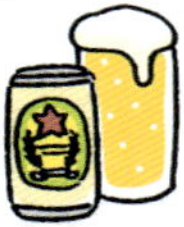

生理中はナプキンやタンポンをマメに取り替えて清潔にしましょう。細菌に感染すると膣炎や膀胱炎の原因に。布ナプキンにすると経血が少なくなり症状も軽くなります。

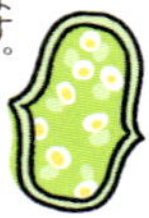

経血の多い2日目は入浴を控えシャワーのみに。血行が良くなる足浴もおすすめ。少し熱めの45℃の湯に10分くらい浸します。

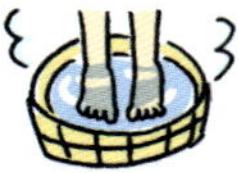

生理中の貧血にさよなら！

プルーンの紅茶漬け

材料　ドライプルーン…適量
紅茶…プルーンの２～３倍

作り方
1 冷ました濃いめの紅茶にプルーンを入れます。
2 漬けたまま冷蔵庫で一晩冷やします。

※紅茶につけたまま冷蔵庫保存で１週間は大丈夫。

プルーンは生で食べるよりドライにする方が、ビタミンＡや食物繊維が増えます

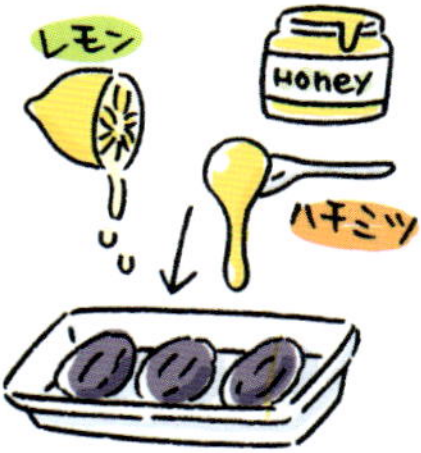

ハチミツやレモンを加えても good

生理痛を和らげる甘～いお菓子

アーモンドキャラメル

材料　ハチミツ…50g
レモン汁…小さじ 1/2
オリーブオイル…小さじ 1/2
スライスアーモンド…50g

作り方
1 フライパンにオリーブオイルとハチミツを入れて火にかけ、レモン汁を加えて溶かします。
2 色づいてきたら火を止め、スライスアーモンドを加えてかき混ぜます。
3 クッキングシートにのせて粗熱をとり、固まったら適当な大きさに切ります。

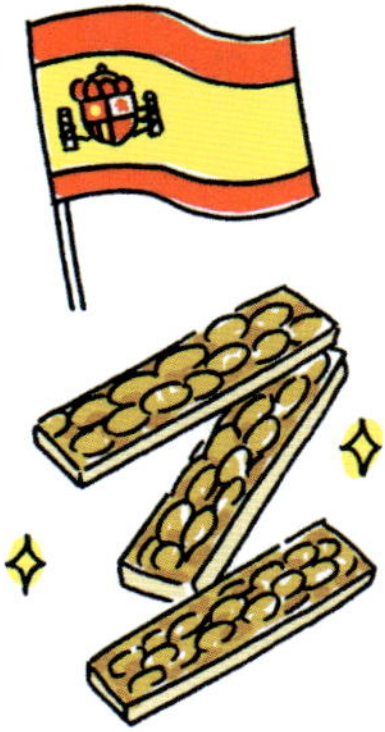

アーモンド生産量２位スペインの伝統菓子

生理不順

ホルモン分泌を整え体を温めて改善を

月経の周期・期間・出血量の異常、無月経などは、すべてホルモンバランスのくずれが原因です。ホルモンの分泌を促す間脳、脳下垂体、卵巣、子宮のどこかに障害があると起こります。また、精神的ショックやストレスなどが原因になることも。症状が軽ければ、栄養バランスや運動、規則正しい生活を心がけることで改善できます。

キクラゲ

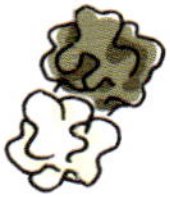

血液を浄化する働きがあり、婦人科系疾患の改善に有効です。特に月経量が多く、月経期間が長い場合に使われます。特にシロキクラゲは栄養や味の面でも優れており、生理不順に効くといわれています。

ゴボウ

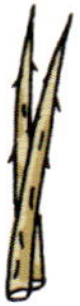

女性ホルモンの分泌を促すアルギニンが豊富で、精神的ショックや栄養障害が原因の生理不順に効果があります。また、古い血を下す働きに優れているので、生理不順を伴う不妊にも効果があります。

ショウガ

体を芯から温める作用があるので、冷えが原因の生理不順には効果があります。辛味成分のジンゲロンとショウガオールは発汗作用があり、特に金時ショウガはその効果が高いといわれます。

月経異常の症状がひどい時は
子宮筋腫、子宮内膜症など
様々な病気が考えられるので
一度、医師の診察を受けましょう

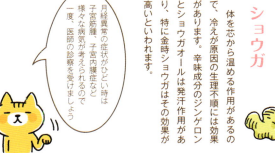

ホルモン分泌を促し生理を順調に

ゴボウチップス

ゴボウの食物繊維のリグニンは、時間が経つほど増えます。切ってしばらく置いてから調理すると薬効 UP

材料
ゴボウ…1/2 本
揚げ油…適量

作り方
1 泥付きのゴボウをキレイに洗い、水にさらして、ピーラーでむきます。
2 キッチンペーパーにゴボウを並べて、レンジで 1 分加熱します。
3 160℃の油でカリッとなるまで揚げたら完成。

ごまや塩やメープルシロップを適度にまぶして食べます

血液をキレイにして生理周期も整える

キクラゲ卵炒め

材料
乾燥キクラゲ…60 g
卵…3 個
こしょう…少々
ごま油…適量
A しょうゆ・オイスターソース・鶏ガラスープの素・酒・砂糖 … 各小さじ 1

作り方
1 乾燥キクラゲは湯でもどします。
2 フライパンにごま油をしき、1 のキクラゲを入れ炒めたら、溶いた卵を入れ、かき混ぜながら焼きます。
3 A を全部入れて軽く炒めます。仕上げにこしょうをかけたら、完成です。

食べ合わせ
キクラゲ＋卵
キクラゲは血液浄化作用があり、卵と摂ると強壮作用が高まり虚弱体質を改善できます。

貧血

鉄分を十分に補給し栄養を摂って改善

貧血は、血液の成分である赤血球やヘモグロビンが不足して起こります。ヘモグロビンの主成分の鉄が不足すると貧血をまねいて、その数が減ると体がだるくなる他、頭痛・めまい・どうき・息切れが激しくなります。女性は生理による出血で鉄の排泄が多くなり、貧血になることがあります。偏りのない食事と鉄分を十分に摂りましょう。

レバー

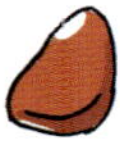

貧血に効く鉄の含有量は食品の中でもダントツ。血液中のヘモグロビンをつくるための栄養がたっぷり含まれているうえに、脂質が少ないので、ダイエット中もしっかり食べることができる優秀な食べものです。

ほうれん草

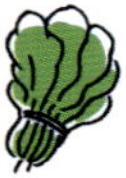

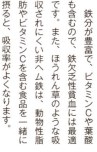

鉄分が豊富で、ビタミンCや葉酸も含むので、鉄欠乏性貧血には最適です。また、ほうれん草のような吸収されにくい非ヘム鉄は、動物性脂肪やビタミンCを含む食品を一緒に摂ると、吸収率がよくなります。

昆布

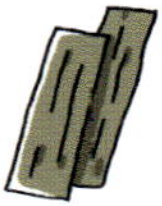

昆布は貧血を改善し、顔色をよくする効用があります。昆布が含むミネラルは、体の抵抗力を増進する鉄分とともにヘモグロビンをつくる銅が含まれています。ただ、胃腸が冷えて下痢しやすい人は、多食に注意。

貧血で避けたい食事

貧血を治すために避けたいものは、鉄分の吸収を邪魔してしまう成分が多い烏龍茶・紅茶・緑茶・コーヒー・アルコール類です。食後のお茶は麦茶や牛乳にするか、食後1時間半以上あけてから飲むようにしましょう。

血液サラサラに

梅こぶ茶

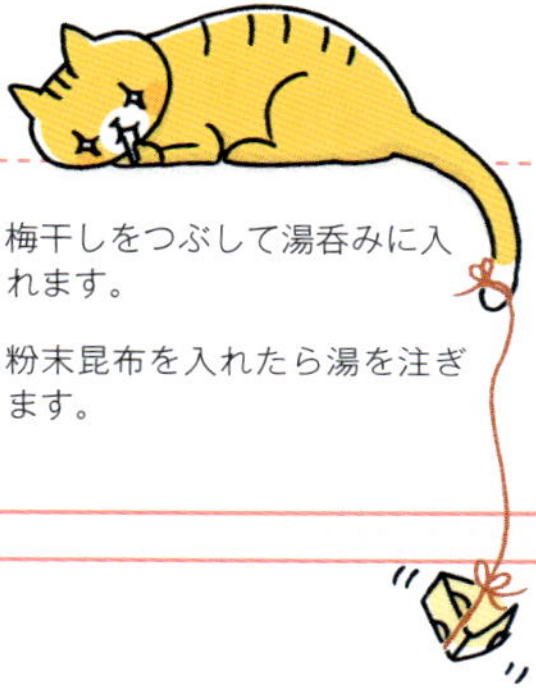

材料

梅干し…1個
粉末昆布…小さじ1
湯…150mℓ

作り方

1 梅干しをつぶして湯呑みに入れます。

2 粉末昆布を入れたら湯を注ぎます。

レバーは鉄の含有量ナンバー1

塩風味レバー

材料

鶏レバー…200g
塩…大さじ1
からし…適量
白髪ネギ…適量
水…適量

作り方

1 鶏レバーは塩を混ぜ容器に入れて冷蔵庫で一晩寝かします。

2 レバーを鍋に入れ、ひたひたの水を注ぎ弱火で10分煮ます。

3 冷めたレバーをひと口大に切り、白髪ネギ・からしをのせて完成。

貧血防止効果バツグン

ほうれん草のキッシュ

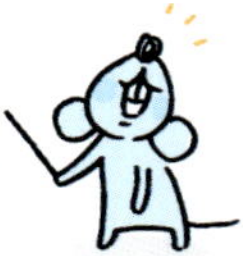

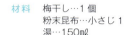

材料

卵…2個
牛乳…2/3カップ
ほうれん草…適量
ハム…適量
オリーブオイル…適量
ピザ用チーズ…適量
塩・こしょう…少々

作り方

1 ほうれん草とハムを切ります。

2 卵を割りほぐし、牛乳・塩・こしょうで味をととのえます。

3 ピザ用チーズと**1**・**2**を混ぜ、耐熱容器にオリーブオイルを塗って入れ、180℃に温めたオーブンで約25分焼きます。

冷え症

高エネルギー食と運動で体質の改善を

冷え症は女性特有の症状で頭痛・腰痛・肩こり・イライラ・のぼせ・めまい・どうきを伴います。これは自律神経の働きが鈍って、血液循環が悪くなることや、女性ホルモンのバランス異常、新陳代謝機能の衰えが原因だといわれています。冷え症は、神経痛や膀胱炎を誘発しやすい他、不妊症や流産の原因にもなりやすいので注意が必要です。

ショウガ

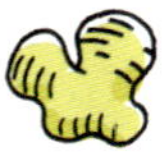

ショウガには体を温めたり、免疫力を高める効果があります。中でも、薬効にすぐれているのはヒネショウガです。生のショウガを蒸して乾燥させた乾姜は、冷えからくる頭痛、下痢、月経異常に有効です。

みかん

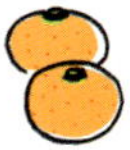

みかんは加熱すると血行を促進して、かぜや冷え症に有効に働きます。また入浴時には、芳香成分が残る生乾きの皮がおすすめ。精油成分が毛細血管を広げて、血液の循環をよくするので、体も芯から温まります。

赤唐辛子

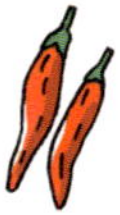

赤唐辛子は食用すると、カプサイシンが体脂肪を燃焼させて、脂肪の分解を進めて食欲を増進させます。体の中から温まるので、冷え症にも効きます。また、足先が冷える場合は、肌にこすることでポカポカに。

ニンジン

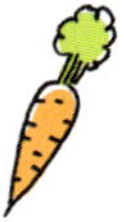

ニンジンは、血行を促して冷え症を治し、顔が紫色になるのを防ぎます。また、血液の酸化を防ぎ、血行を良くするので、貧血や冷え症にも最適。副腎皮質ホルモンの働きを活発にして、皮膚も寒さから守ります。

体ポカポカのお手軽レシピ

おろしニンジンの卵炒め

材料　ニンジン…1本
ツナ缶…1缶
卵…1～2個
サラダ油…小さじ1
塩・こしょう…少々
めんつゆ…小さじ1

作り方
1 卵は割りほぐし、ニンジンは皮をむいておろします。
2 ツナ缶の油をフライパンに熱して、ニンジンを炒めます。
3 ツナと溶き卵を入れて全体にからめるように混ぜます。調味料で味付けして完成。

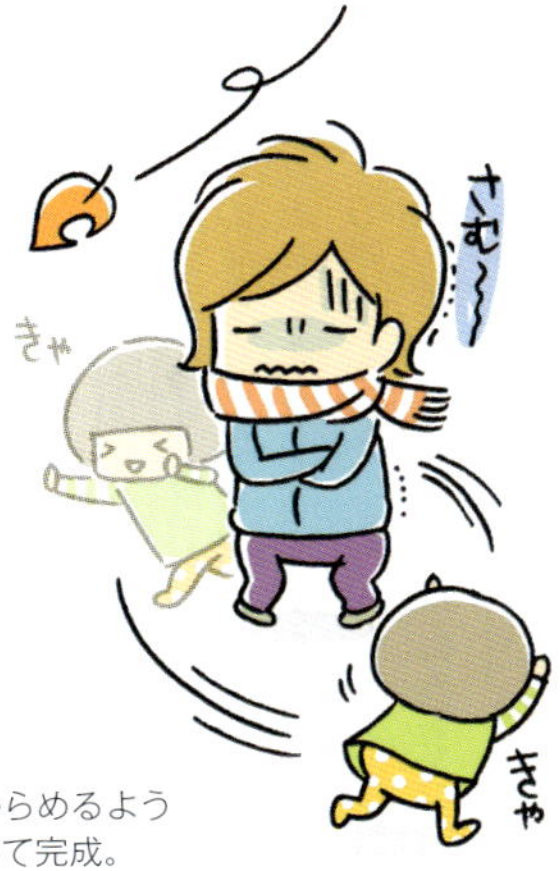

体が芯から温まり冷え改善

みかん湯

材料　みかんの皮…適量

作り方
1 みかんの皮をちぎります。
2 1を浴槽に浮かべて、入浴します。

※みかんの皮の白い部分をなるべく取って、ガーゼなどの綿の布にくるんで（布袋でもOK）浴槽に浮かべましょう。

足先から体もポカポカ

トウガラシの魔法粉

材料　唐辛子の粉…適量

作り方
1 靴下や靴の中に唐辛子の粉をまぶしておくと、足が暖まります。

※唐辛子のカプサイシンが代謝を上げ、血液循環を促進してくれます。

子宮筋腫

月経過多や生理痛がひどいなら受診を

子宮筋腫は生理痛、月経過多、貧血、不妊症などさまざまな障害の原因となる良性の腫瘍です。無症状で自覚のないものを含めると、30代以上の女性の5人に1人は筋腫を持つといわれます。超音波検査の普及により以前では見逃されていた子宮筋腫も5㎜大までわかるようになりました。症状が激しい場合は、医師の診察を受けましょう。

キクラゲ

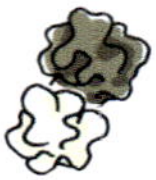

婦人科系疾患の特効薬と知られているキクラゲ。血液の汚れを浄化して、血流を促したり、止血する作用があります。子宮筋腫は、血流状態の悪化で発生するといわれるので、症状にピッタリの食材です。

ハスの実

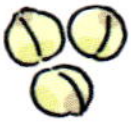

ハスの実には大変強い止血作用があることから、子宮出血によく用いられます。また、子宮のトラブル全般にも有効で、子宮筋腫をはじめ、月経過多の出血にも効果的です。

子宮筋腫の検診へ

今、30代で子宮筋腫が見つかる人が増えています。また食生活の変化や出産回数の減少、初潮の低年齢化で婦人病も増加の傾向にあるといわれています。

子宮筋腫の最新治療はとても進んでいます。最新の治療方法では、早期発見ができれば、切らずに治せたり、投薬や経過をみるだけでいいこともあります。30歳以降なら、毎年受けるのが望ましいでしょう。月経痛がひどい人や、月経量が多い人は、産婦人科へ検診に行きましょう。

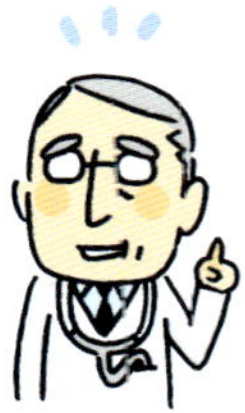

血流をスムーズにする

キクラゲの中華スープ

材料

乾燥キクラゲ…5枚
卵…1個
中華スープ…400mℓ
しょうゆ…大さじ1
水溶き片栗粉…小さじ1
塩…小さじ1

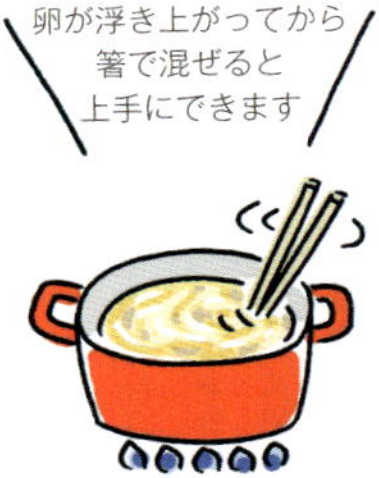
卵が浮き上がってから
箸で混ぜると
上手にできます

作り方

1 乾燥キクラゲは湯でもどして石づきを取り、ひと口大に切ります。

2 スープを火にかけ、塩としょうゆを入れ、水溶き片栗粉でとろみを出します。

3 キクラゲを入れ、溶き卵を静かに流し込みます。卵がふわっと浮いてきたら火を止めます。

月経過多を抑えて生理をラクに

白キクラゲの中華デザート

材料

乾燥キクラゲ…10g
氷砂糖…60g
ハスの実、クコの実…少々
ショウガ…2片
水…1ℓ
桂花陳酒…大さじ3
レモン汁…大さじ1

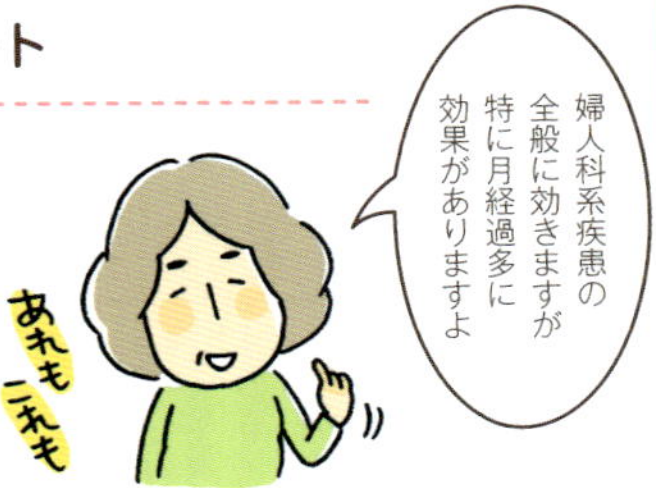
婦人科系疾患の
全般に効きますが
特に月経過多に
効果がありますよ
あれもこれも

作り方

1 乾燥キクラゲは湯でもどします。かたい石づきを切り落として水気を切り、小さくちぎります。

2 キクラゲと、薄くスライスしたショウガ、ハスの実、氷砂糖、桂花陳酒を、水を入れた鍋で40分くらい煮ます。

3 キクラゲがやわらかくなり、とろみが出るまで煮つめます。レモン汁とクコの実を入れて冷蔵庫で冷やします。

不妊症

夫婦で検査を受けて原因を調べましょう

不妊症とは、特に避妊もしていないのに、結婚後2年以上たっても妊娠しないことをいいます。現在は、10組に1組の夫婦が不妊といわれています。女性が原因の場合の他、男性が原因の場合も4割を占めます。特に異常はないのに、体の疲労や神経の使い過ぎで不妊症となる場合も。まずは、不妊専門医で検査・治療することが大切です。

大豆

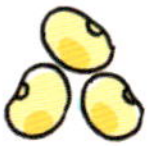

大豆イソフラボンは、女性ホルモンのバランスを整えるので、生理を正常にしたり、妊娠しやすい体へと導きます。また、豆乳、きな粉、豆腐、納豆、みそなどの大豆加工食品でも成分が壊れず同じ効能があります。

ゴボウ

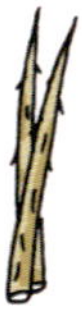

昔からゴボウは、強壮効果の高い食べものとして有名でした。特に古い血を浄化する働きに富んでいるため、月経不順を伴う不妊症に効果があります。また体を温める作用もあるので、冷え症の不妊にも効きます。

不妊に効くハーブティー

ラズベリーリーフ
子宮筋・骨盤の筋肉調整
生理前症候群、生理痛

カモミール
冷え症
生理前症候群

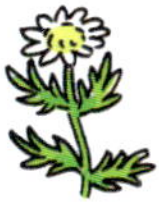

タンポポ
不妊治療（男女）
ホルモンの分泌促進

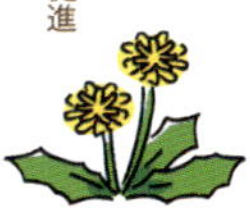

マカ
生殖腺活性
ホルモンバランス調整
卵子の増殖による不妊の改善
セックスライフ質的向上

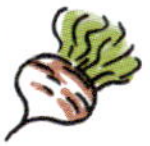

女性ホルモンのバランスを整える

台湾風の豆乳スープ

材料

豆乳（無調整）…200mℓ
油揚げ…適量
ネギ…適量
薄口しょうゆ・酢・
顆粒かつおだし…各小さじ1
塩…少々

作り方

1 油揚げはトースターで両面をこんがり焼き、短冊切りにします。

2 鍋に豆乳を入れ、弱火で温めて、かつおだしと薄口しょうゆで味をつけます。

3 沸騰直前になったら酢を加え、よくかき混ぜます。器に移したら、油揚げと小口切りしたネギをかけてできあがり。

血をキレイにして妊娠しやすい体に

温かいゴボウサラダ

材料

ゴボウ…1本
ニンジン…小さめ1本
すりごま…大さじ2
マヨネーズ…大さじ3
ごま油…大さじ2
A 酒…大さじ3
　しょうゆ…大さじ2
　みりん…大さじ1

作り方

1 ゴボウは泥を落とした後、皮をむかず5cmの千切りにします。

2 ニンジンをゴボウと同じくらいの大きさに千切りします。

3 フライパンにごま油を熱し、ゴボウとニンジン、Aを加え、汁気がなくなるまで煮詰めます。

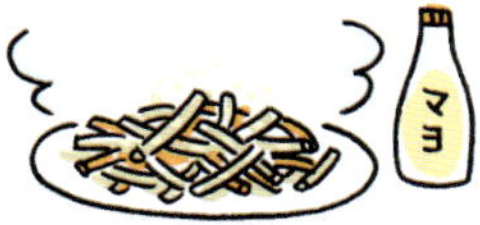

熱いうちにボウルに移しマヨネーズをよくからめ、すりごまを混ぜ込みます。

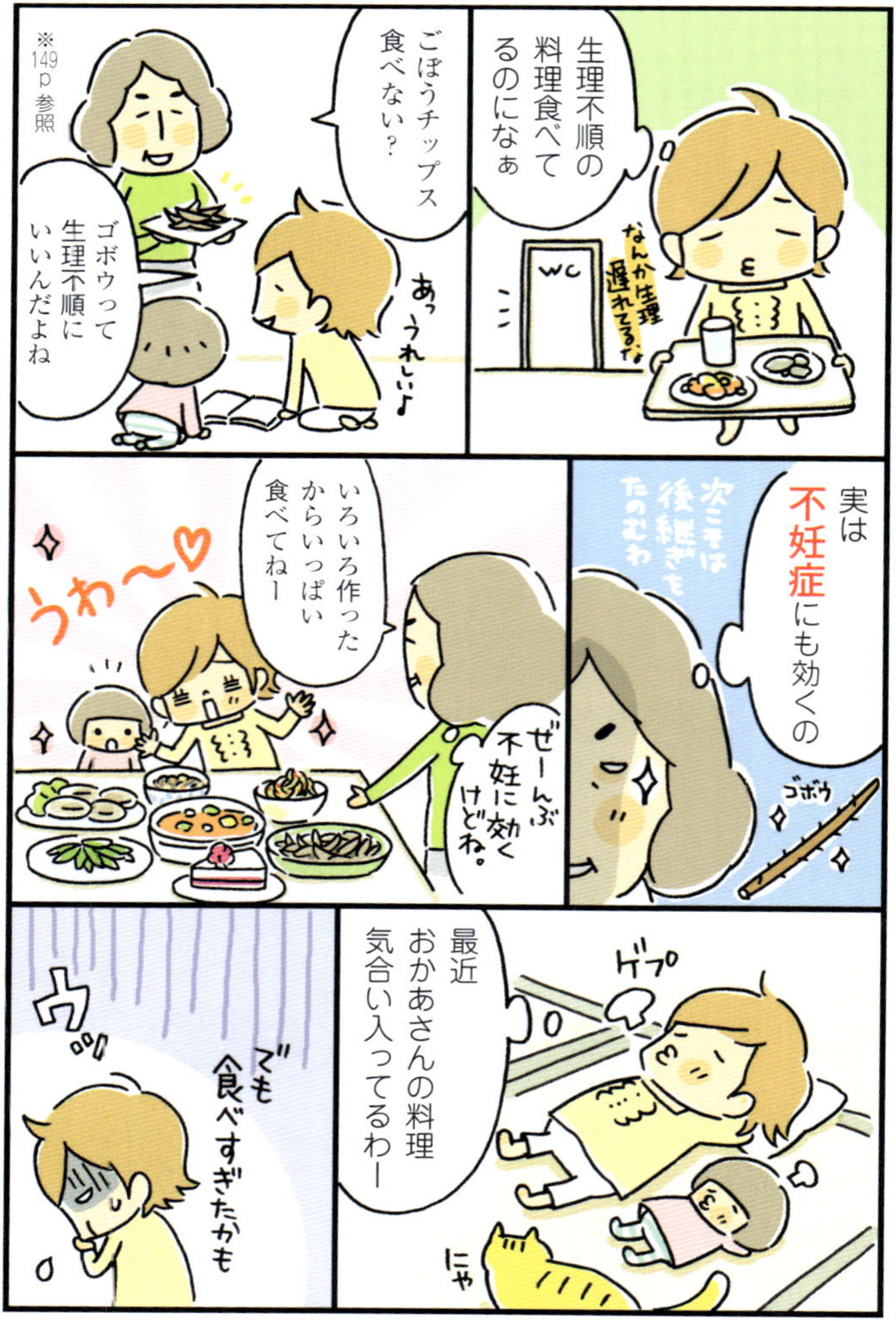
生理不順の料理食べてるのになぁ
なんか生理遅れてるな
WC
ごぼうチップス食べない？
あっうれしい♪
ゴボウって生理不順にいいんだよね
※149p参照
実は不妊症にも効くの
次こそは後継ぎをたのむわ
ゴボウ
いろいろ作ったからいっぱい食べてねー
うわ〜♡
ぜーんぶ不妊に効くけどね。
最近おかあさんの料理気合い入ってるわー
ゲプ
にゃ
ウッ
でも食べすぎたかも

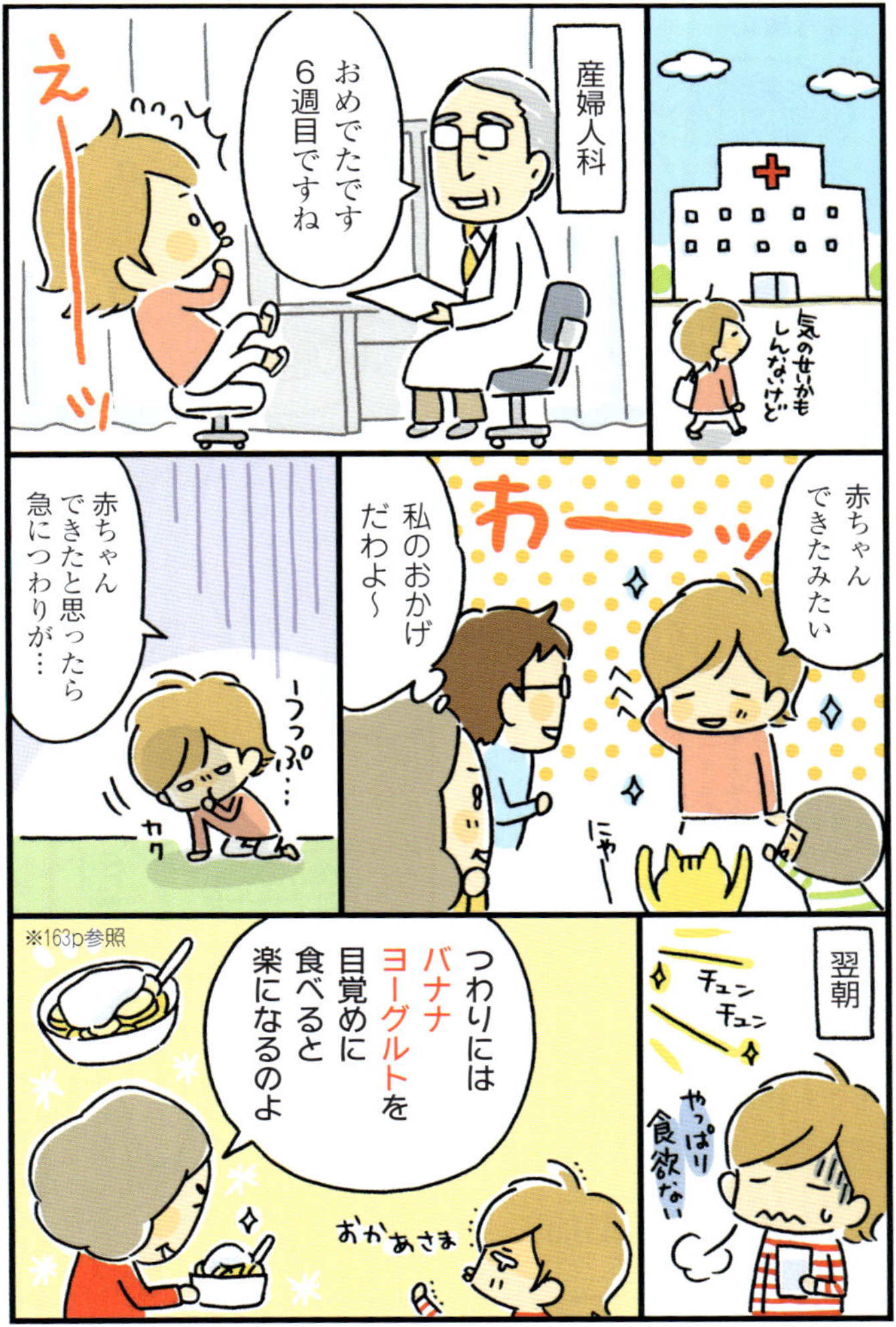
気のせいかもしんないけど
産婦人科
おめでたです
6週目ですね
えーッ
赤ちゃんできたみたい
わーーッ
へへへ
私のおかげだわよ〜
にゃー
赤ちゃんできたと思ったら急につわりが…
うっぷ…
カク
翌朝
チュンチュン
やっぱり食欲ない
※163p参照
つわりにはバナナヨーグルトを目覚めに食べると楽になるのよ
おかあさま

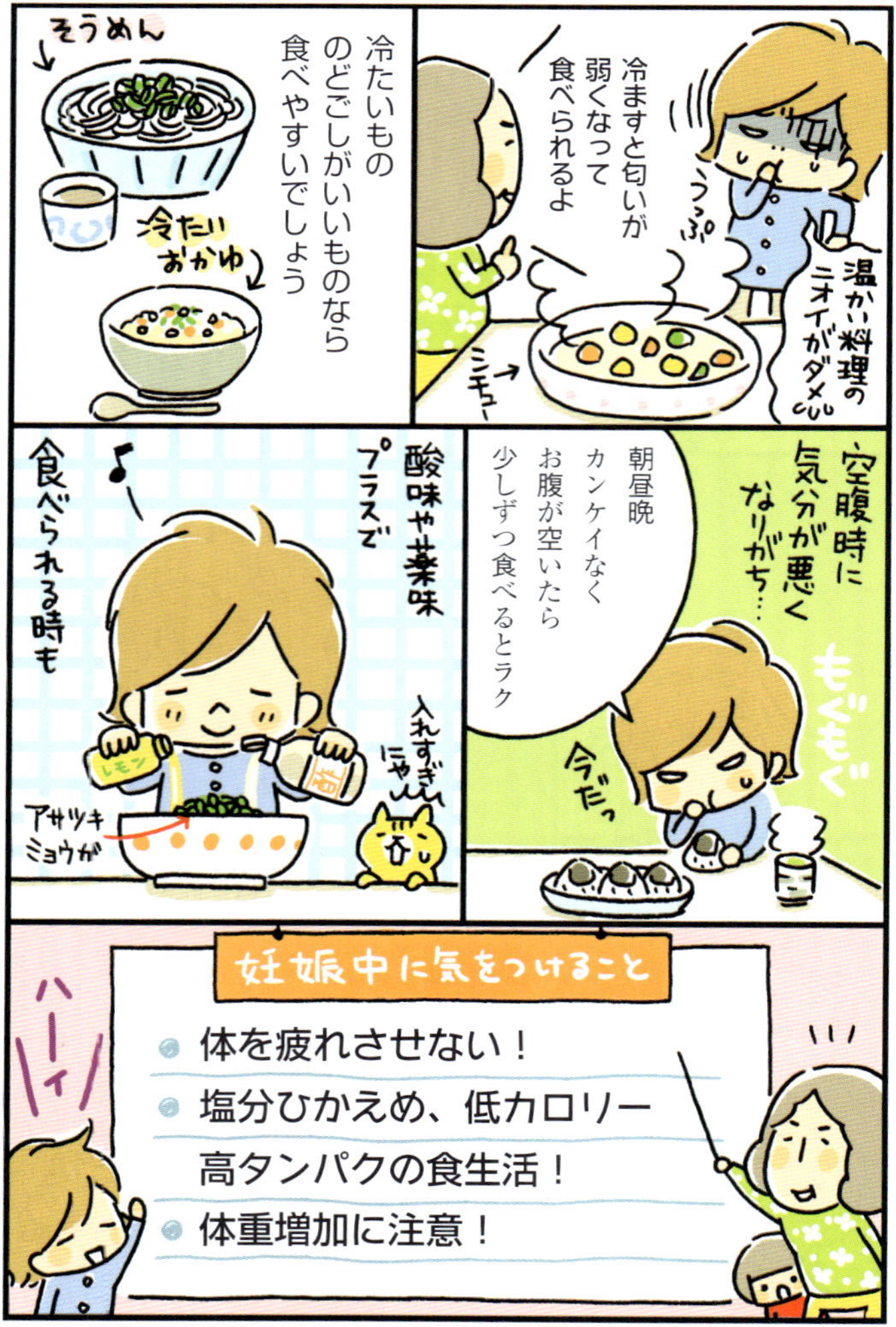
温かい料理のニオイがダメ…
うっぷ
冷ますと匂いが弱くなって食べられるよ
シチュー
冷たいもののどごしがいいものなら食べやすいでしょう
そうめん
冷たいおかゆ
空腹時に気分が悪くなりがち…
朝昼晩カンケイなくお腹が空いたら少しずつ食べるとラク
もぐもぐ
今だっ
酸味や薬味プラスで
食べられる時も
レモン
酢
アサツキ
ミョウガ
入れすぎにゃん
妊娠中に気をつけること
体を疲れさせない！
塩分ひかえめ、低カロリー
高タンパクの食生活！
体重増加に注意！
ハーイ

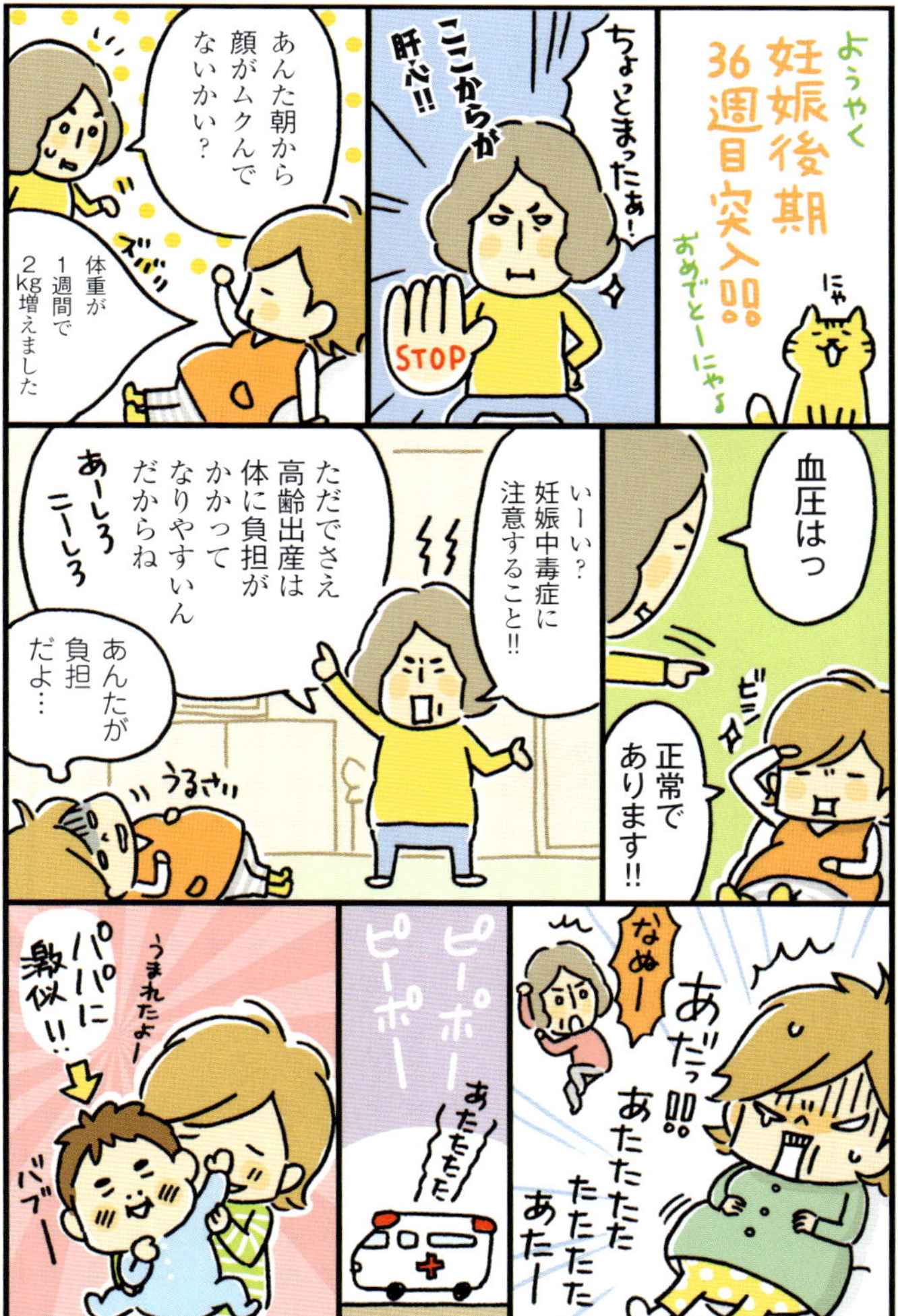
ようやく
妊娠後期36週目突入!!
おめでとーにゃ♪
にゃ
ちょっとまったぁ!
ここからが肝心!!
STOP
あんた朝から顔がムクんでないかい?
ズバリ
体重が1週間で2kg増えました
血圧はっ
ビシ
正常であります!!
いーい? 妊娠中毒症に注意すること!!
ただでさえ高齢出産は体に負担がかかってなりやすいんだからね
あーしろ こーしろ
あんたが負担だよ…
うるさい
なぬー
あだっ!! あたたたたたたたたあたー
ピーポーピーポー
あたたたたた
うまれたよー
パパに激似!!
バブー

つわり

食事回数は気にせず食べたい時に食べて

つわりは妊娠6週目からはじまる生理的な変化で、妊婦の70%が経験します。症状は吐き気や嘔吐、食欲不振、胃の不快感が特徴。また頭痛、めまい、便秘、全身の倦怠感、イライラや唾液が多く出たり、微熱が続くこともあります。つわりの吐き気は、胃が空になると強まるので必要な時に食べましょう。10～11週目には自然に治まります。

梅

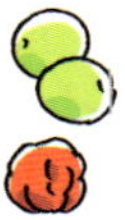

梅干しは、つわりで食欲がない時も食べられ、食欲を増進して消化を助けます。また、吐き気止めにも有効。つわりの期間中は体調をくずしがちになるので、疲労防止にも梅干しを常食するのがおすすめです。

マグロ

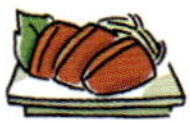

マグロに豊富に含まれるビタミンB_6は、つわりの症状を和らげます。妊婦がビタミンB_6の欠乏に陥ると、妊娠中毒症を助長し、つわりが悪化することも。ただ、妊娠中は生ものを少量にし、よく加熱しましょう。

バナナ

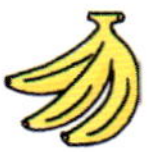

バナナはつわりで食べられない時にも手軽にとれ、血糖値を高めて胸やけを和らげてくれます。また、つわりの食欲不振や吐き気を抑えるビタミンB_6や葉酸が豊富に含まれているので、つわりが軽減されます。

玄米

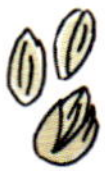

玄米に含まれる亜鉛は、不足するとつわりが重くなるといわれます。特にお腹の中の赤ちゃんの成長に必要不可欠なので、積極的に摂りましょう。また、アルカリ性食品を摂れば、血液がサラサラになります。

妊娠中の常備食

青梅のカリカリ

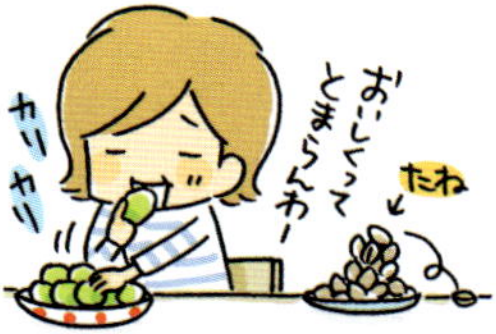

材料
青梅…1kg
砂糖…700g
塩…200g
焼酎…20mℓ

作り方

1 梅はよく洗って、ぬれたまま塩をまぶし、3時間置きます。

2 水洗いして3時間水につけ、塩出し後、よく拭きます。

3 まな板の上に梅をひとつ乗せ、木べらで上から体重を乗せて押し、梅を割ります。

4 消毒した保存容器に梅と砂糖と焼酎を入れ、3日漬け込みます。
※冷蔵庫に移して保存します。

朝食べれば1日つわりがラクに

バナナヨーグルト

材料
バナナ…1本
プレーンヨーグルト
…適量
メイプルシロップ
…お好みで

作り方

1 バナナをフォークで果実感を残しながら粗くつぶします。

2 プレーンヨーグルトを加えて混ぜ合わせます。

つわりの症状を軽くする

マグロ山かけ丼

材料
マグロ…100g
長いも…200g
ご飯…1杯
しょうゆ・酒・みりん
…各大さじ2

作り方

1 鍋にしょうゆ、酒、みりんを入れ一煮立ちさせて冷まします。

2 マグロはサイコロに切り、煮きりしょうゆに入れ冷蔵庫へ。

3 ご飯の上にマグロとすった長いもとつけ汁をかけます。

妊娠中毒症

妊婦死亡原因第一位 過労やストレス厳禁

妊娠中毒症は、妊娠末期の8～10カ月目に発症しやすく、妊婦の死亡原因の第一位です。主な症状は妊娠中にむくんだり、タンパク尿が出たり、高血圧になるなどです。また、妊娠中毒症が原因の胎児の死産や未熟児は通常の2～3倍になります。塩分を控えて、高タンパクと低エネルギーの食生活を心がけ、過労やイライラに注意しましょう。

昆布

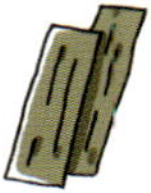

妊娠中は肥満から高血圧になりやすいので、血圧降下作用のあるカリウムやラニンを含む昆布が効果的です。また、妊娠中は塩分の高い化学調味料はなるべく使わず、昆布でだしをとるように心がけましょう。

スイカ

利尿作用があり、妊娠時のむくみや胃炎に効果的です。スイカの皮の煎じ汁はむくみに、スイカのしぼり汁は高血圧に効果があります。ただ、スイカは体を冷やすため、冷え症の人は摂りすぎに注意しましょう。

りんご

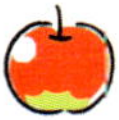

カリウムが豊富に含まれるので、利尿作用が高く、妊娠中のむくみ改善には最適です。また、りんごは妊娠中に高くなりがちな血圧を下げる効果もあります。

妊娠中毒症の三大症状

高血圧／頭痛・目がちらちらする。

むくみ／指輪が抜けなくなったり、朝から手足が腫れぼったい。押したら凹んだところが元に戻らない。

タンパク尿／異常にだるい、食欲がない、尿量が減った、のどが渇く時は疑いあり。

妊娠中のむくみや胃炎に効く

タイ風スイカジュース

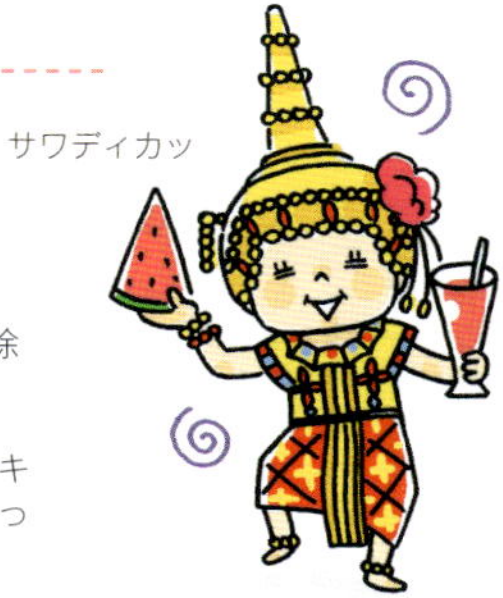

材料　スイカ…大1／8個
砂糖… 小さじ2
水… 50mℓ

作り方

1 スイカは小さく切って種を取り除き、冷凍庫で凍らせておきます。

2 スイカに砂糖と水を入れてミキサーにかけます。好みの固さになったら完成です。

※水を少なめにするとシャーベットになります。

血圧の降下作用がある

切り昆布の煮物

材料　切り昆布（生）…100ｇ
さつま揚げ…1枚
ニンジン…1/3本
ごま油…大さじ1

A
しょうゆ…大さじ1
砂糖…大さじ1
酒…大さじ1
塩…ひとつまみ
顆粒だし…適量

作り方

1 切り昆布は5cmほどの長さに切ります。ニンジンは千切りにします。

2 さつま揚げは湯どおしして薄切りにします。

3 鍋にごま油をひき、切り昆布、さつま揚げ、ニンジンを入れて軽く炒めます。

4 ひたひたの水を入れ、Aを加えて弱火で煮ます。煮汁が少なくなったら完成です。

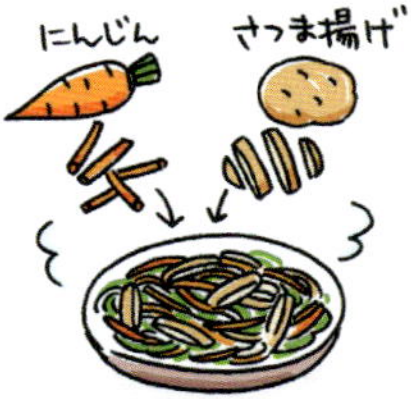

ちくわや油揚げなどでもおいしいです

流産・早産防止

下痢やストレス禁止
安静に過ごして

妊娠24週未満に分娩がおこってしまうことを流産、24～36週にかけておこる分娩を早産といいます。流産の場合は、胎児が育つ可能性はほぼありません。また激しいスポーツ、ひどい下痢、大きな精神的ショックも流産の原因に。特に流産の徴候である出血や下腹部痛が起こったら絶対安静です。妊娠中は体も冷やさないように注意しましょう。

黒豆

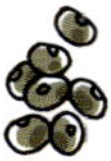

黒豆は大変栄養価が高く、妊婦には理想的な食べものです。安胎作用があるため、流産や早産を防ぎ、その原因となる妊娠中毒症も予防します。さらに、利尿作用があるので、妊娠中のむくみにも効果的です。

アサリ

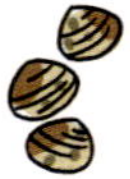

アサリは貧血に効果のある鉄やビタミンが豊富。特に妊娠中の貧血は、早産や流産の危険があり、出産後の赤ちゃんに影響します。赤ちゃんの発育に重要な葉酸も多く含むので、妊娠全期を通して摂取しましょう。

ブロッコリー

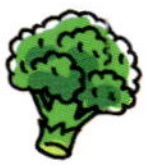

ブロッコリーに含まれるビタミンCは、妊娠中に不足すると、早産・流産の危険性が高まるので、欠かせない食べものです。また、赤ちゃんの神経系、脳の発達に大切な栄養素の葉酸も多く含みます。

妊娠中避けたい食べもの

- コーヒーや紅茶のカフェイン
- 砂糖や油の多い菓子やスナック
- 刺身や生ガキなどの生もの
- 塩分の摂りすぎ
- タバコ、アルコール類
- インスタント・レトルト食品

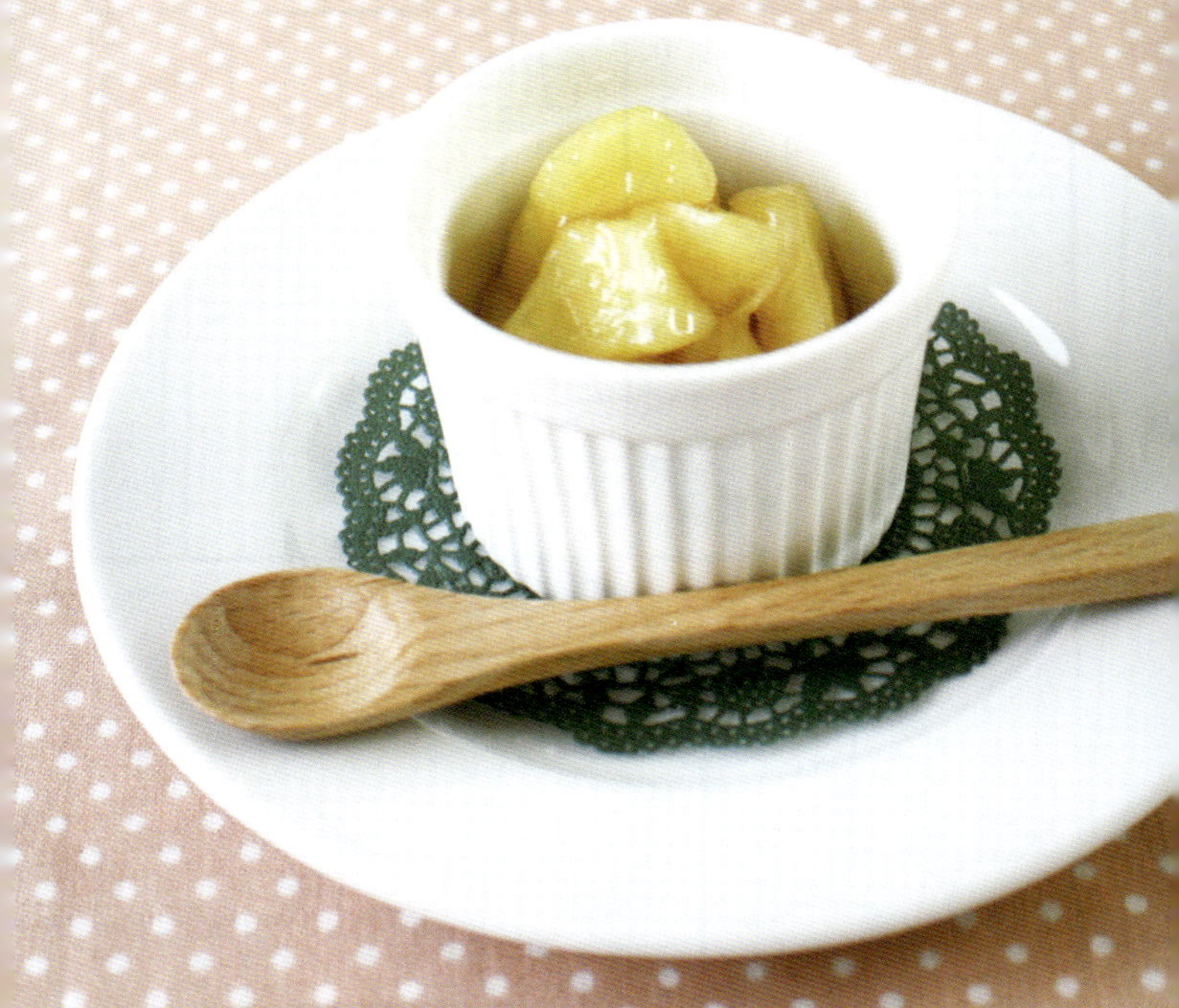

りんごのくず煮（185p）

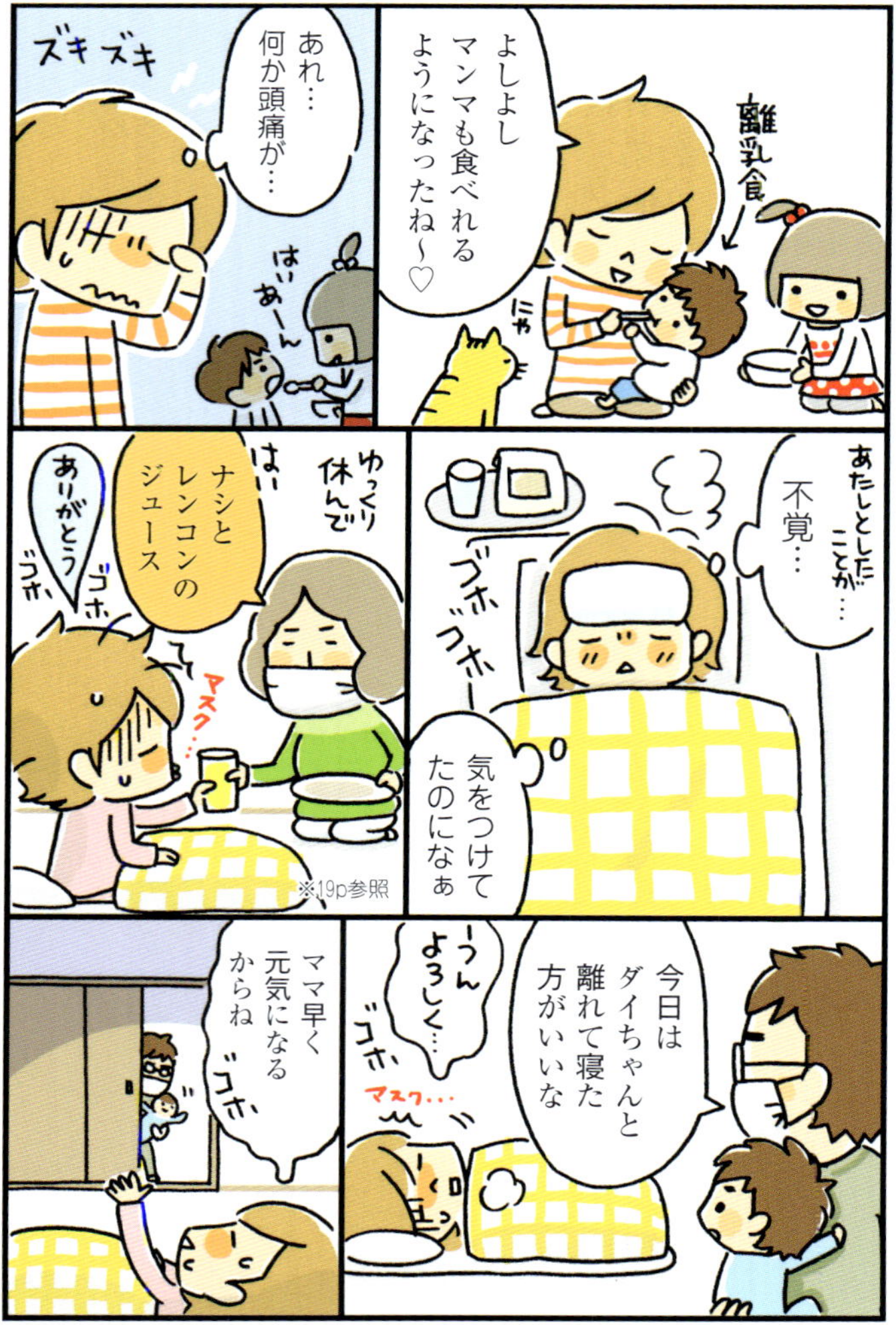
離乳食
よしよし マンマも食べれるようになったね〜♡
にゃ
ズキズキ
あれ… 何か頭痛が…
はい あ〜ん
あたしとしたことが… 不覚…
ゴホ ゴホー
気をつけてたのになぁ
ゆっくり休んで
はい ナシとレンコンのジュース
ありがとう
ゴホ ゴホ
マスク…
※19p参照
今日はダイちゃんと離れて寝た方がいいな
うん よろしく…
ゴホ
マスク…
ママ早く元気になるからね
ゴホ

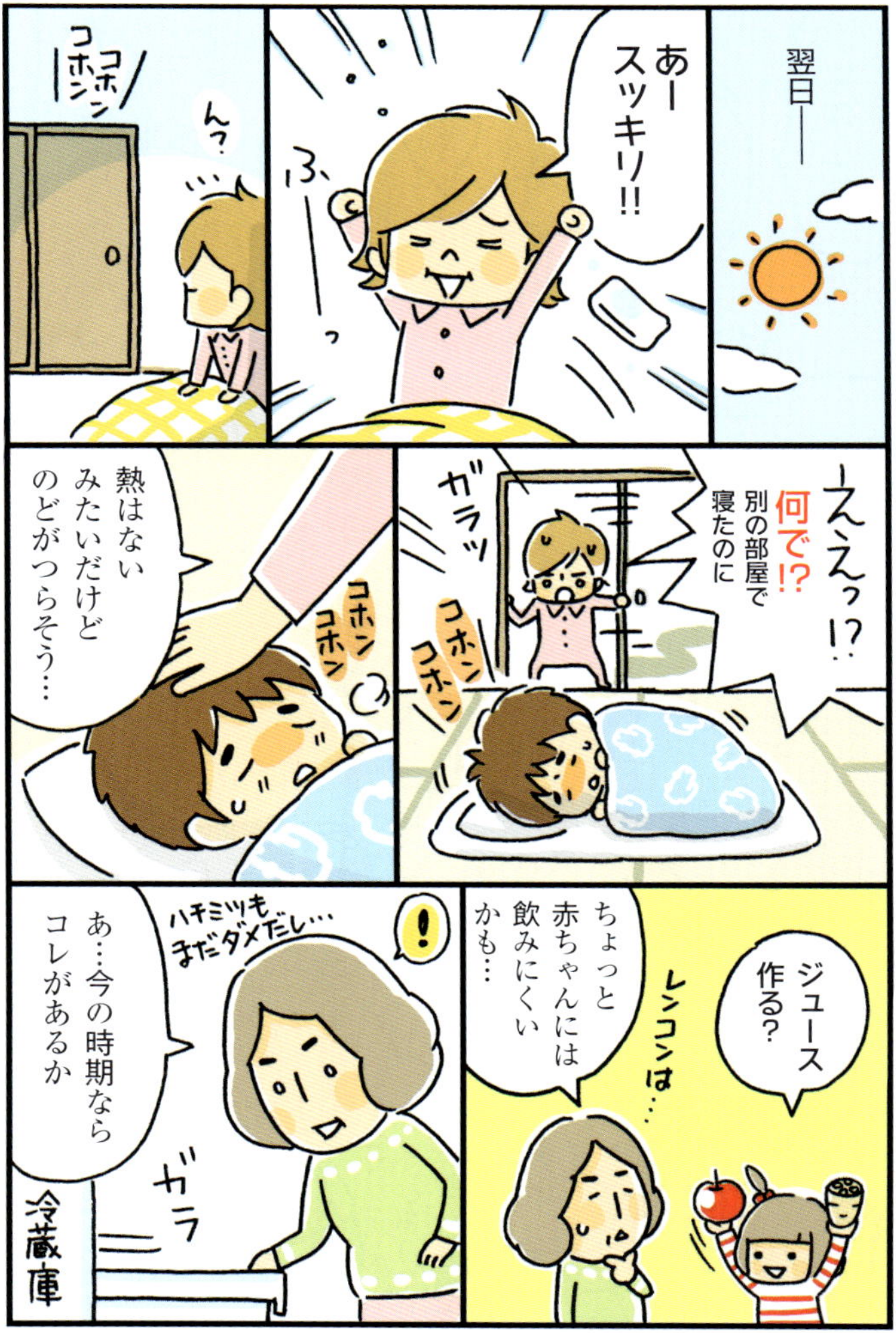
翌日――
あースッキリ!!
ふーっ
コホン コホン
ん?
えぇっ!?
何で!? 別の部屋で寝たのに
ガラッ
コホン コホン
熱はないみたいだけどのどがつらそう…
コホン コホン
ジュース作る?
レンコンは…
ちょっと赤ちゃんには飲みにくいかも…
!
ハチミツもまだダメだし…
あ…今の時期ならコレがあるか
ガラ
冷蔵庫

※ハチミツは1歳未満の乳児には与えないで下さい。ボツリヌス中毒を引き起こす可能性があります。

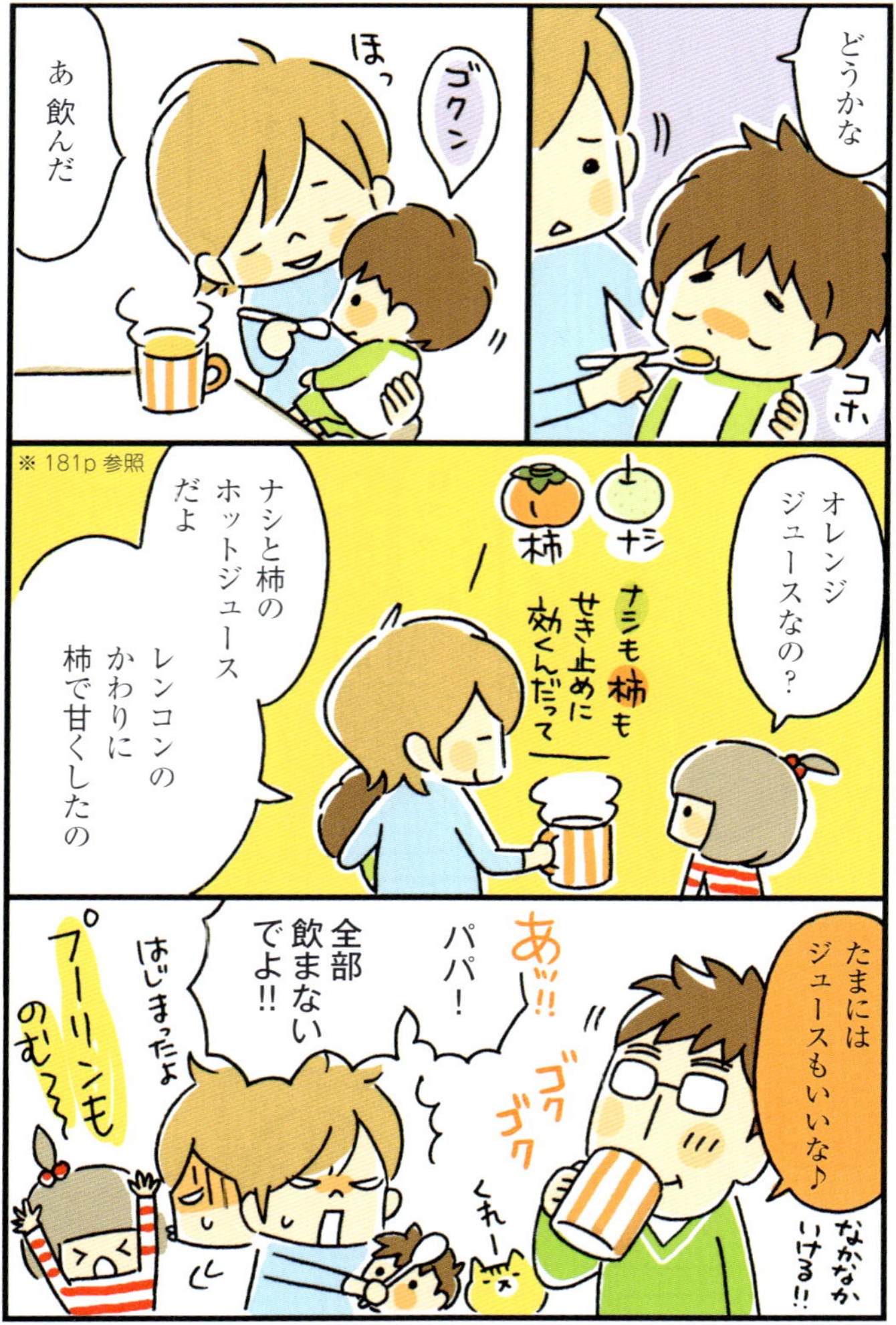
どうかな
コホ
ゴクン
ほっ
あ 飲んだ
オレンジジュースなの？
ナシ
柿
ナシも柿もせき止めに効くんだって
ナシと柿のホットジュースだよ
レンコンのかわりに柿で甘くしたの
※ 181p 参照
たまにはジュースもいいな♪
なかなかいける!!
ゴクゴク
あッ!!
パパ！
全部飲まないでよ!!
くれー
はじまったよ
プーリンものむ〜〜

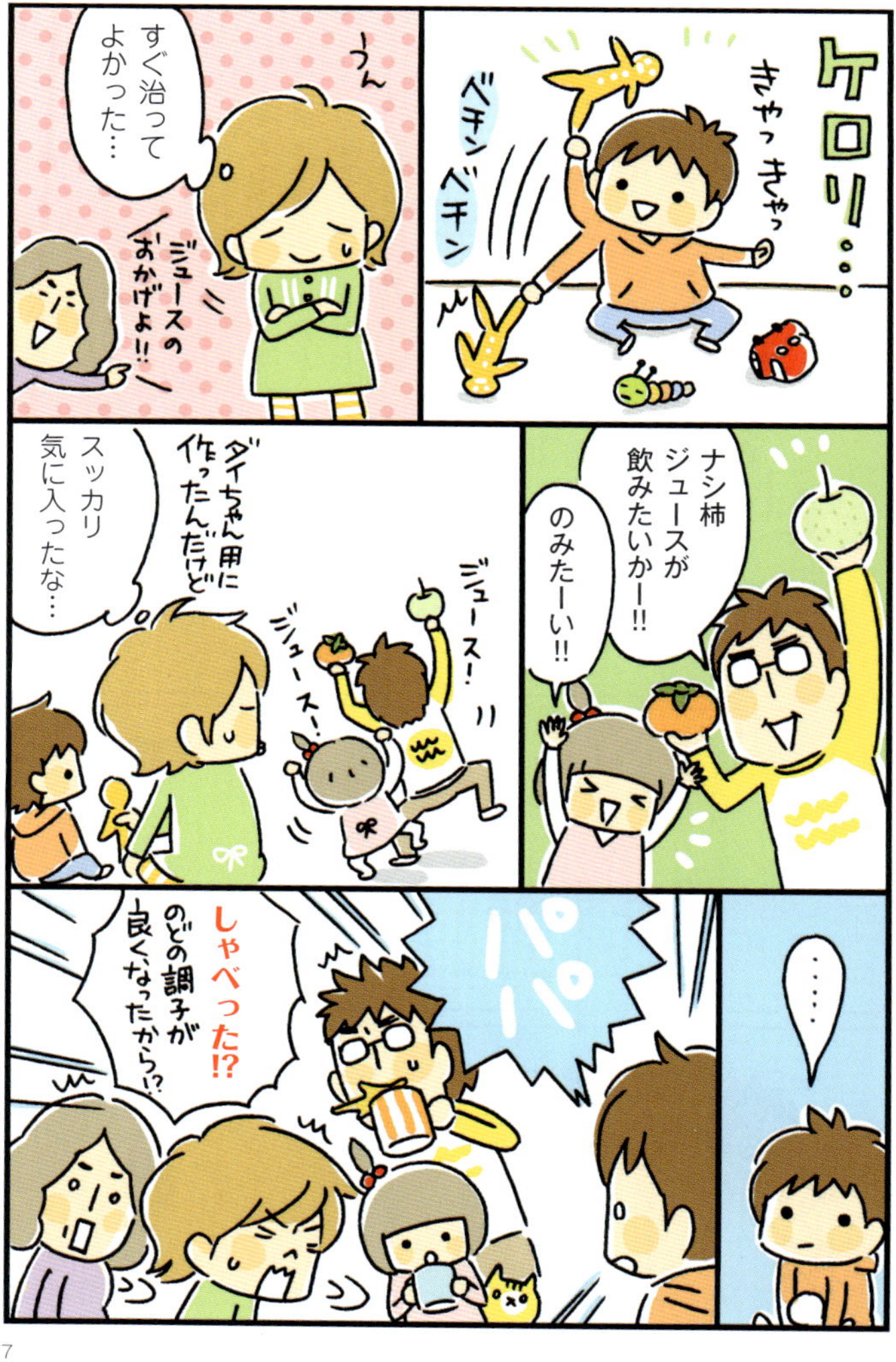
ケロリ…
きゃっきゃっ
ベチン ベチン
うん
すぐ治ってよかった…
ジュースのおかげよ!!
ナシ柿ジュースが飲みたいかー!!
のみたーい!!
ジュース!
ジュース!
ダイちゃん用に作ったんだけど
スッカリ気に入ったな…
……
パパ
しゃべった!?
のどの調子が良くなったから!?

季節の病気

気候や時節によって感染症や病気も変わる

子どもがかかりやすい病気は季節ごとに特徴があります。また、子どもの生活や体調も四季とともに変化します。春は入園や入学、進級など、慣れない環境で疲れがたまります。夏は冷たいものの摂り過ぎによる胃腸障害や夏バテ、食中毒に注意が必要です。寒い季節は体調を崩しやすくなります。季節ごとの予防法を知って、子どもの健康管理に生かしましょう。

春　気温差によるかぜと花粉症に注意！

春は一日の気温差が大きく、かぜをひく子どもが増えます。温度調節がしやすい服装、十分な栄養と睡眠で予防します。2~3月は花粉症を発症しやすくなります。目のかゆみやくしゃみ、鼻水などの症状が続くなら、早めに受診しましょう。

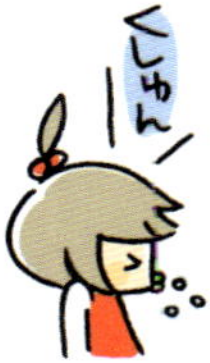

夏　夏かぜ・プール熱感染の強さに注意

夏かぜには、高熱とのどの痛みが特徴のヘルパンギーナ、手のひらや口の中に発疹ができる手足口病などがあります。また、発熱とのどの痛みに加えて、目の結膜が赤く腫れるプール熱も子どもに多い病気です。いずれも感染力が強いので、登園・登校の再開時には治療証明が必要です。

秋・冬　インフルエンザやかぜが断続的流行

秋から冬にかけては、空気が乾くので、のどや鼻の粘膜の抵抗力が落ち、かぜやインフルエンザが流行します。帰宅後は、手洗いとうがいをして予防します。また、乳幼児や高齢者のいる家庭では、家族でインフルエンザの予防接種を受けましょう。

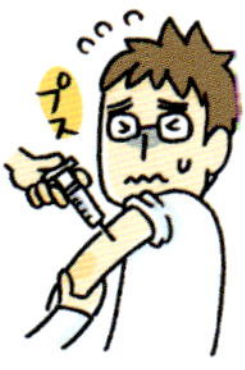

おうちでかぜケア

消化のよい 食べものを

かぜで食欲がない時は、ムリに食べさせなくても大丈夫です。おかゆや雑炊、野菜を煮込んだスープ、果物や野菜ジュースなど、消化のよい食べものを用意しましょう。食欲が出てきたら、栄養価の高い食事を。

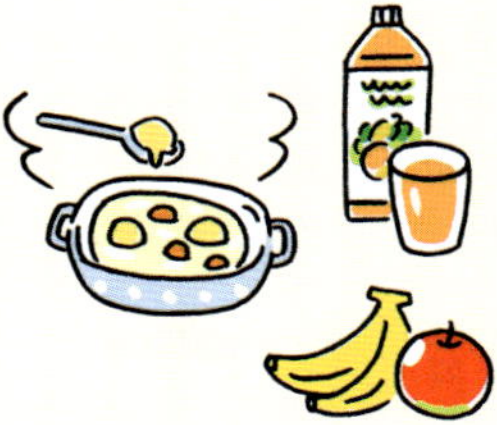

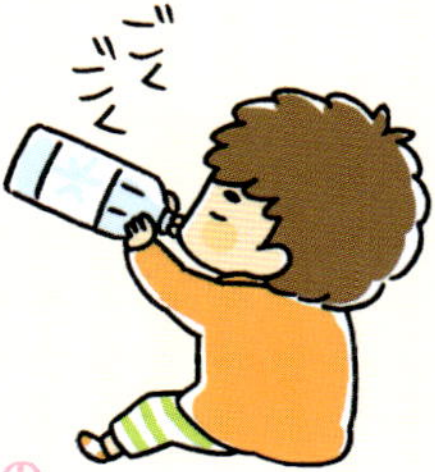

たっぷりの 水分を補給して

かぜの中でも発熱、下痢、嘔吐の症状がある時は、脱水症状に陥る危険があります。こまめな水分補給をしましょう。また、吐き気がある時は、胃腸を刺激しないように、冷たすぎる飲み物は控えましょう。

部屋の 乾燥に注意

室内の空気が乾燥していると、子どもはすぐにせきや鼻づまり、のどの症状を悪化させてしまいます。加湿器や湿ったタオルを部屋干しして、室内の温度や湿度を調節しましょう。湿度は60 ~ 70%が最適です。

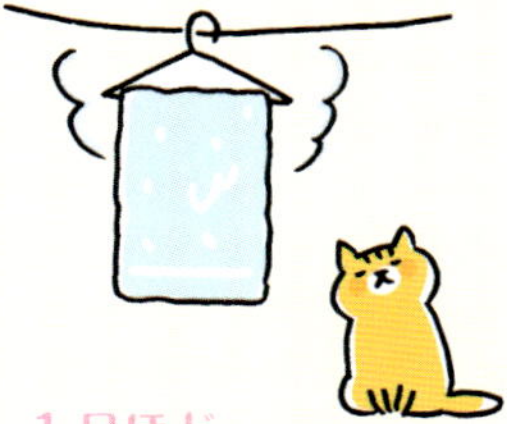

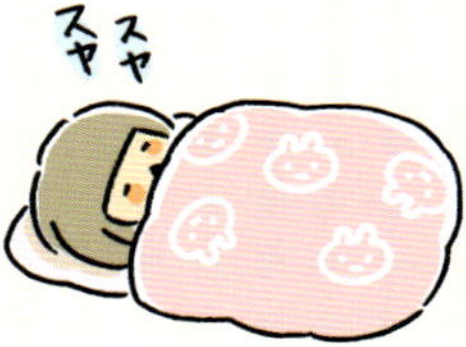

1日ほど 外出はひかえて

かぜの症状がある時も、子どもは外で遊びたがりますが、外の空気にふれると、症状が悪化することもあります。まずは体を休ませることが大切。熱が下がっても、1日は外出をひかえて体力を回復させましょう。

かぜ気味

子どものかぜ症候群 早めのケアが肝心

子どもは熱やせき、鼻水などの症状が出るかぜ症候群にかかりやすいもの。悪化させないためには、ひき始めの早い時期に対処することが肝心です。それには体を温めて、栄養価の高い食事と休養をさせ、体力と抵抗力の回復を手助けしましょう。かぜの初期には、粘膜を強化するビタミンAと、抵抗力を高めるビタミンCの栄養素が必要です。

ウイルスの抵抗力を高める

ホットみかん

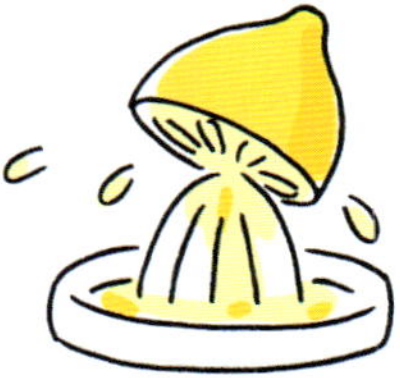

材料

みかん…1 個
ハチミツ… 大さじ 1
ショウガのしぼり汁… 少々
湯… 100ml

作り方

1 みかんの果汁をしぼります。

2 コップに 1 とハチミツ、ショウガ、湯を入れて混ぜたら、完成です。

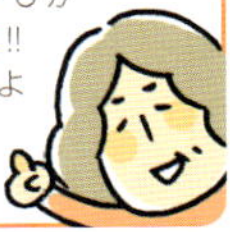
たっぷりのビタミン C が
ウイルスを撃退!!
レモンでもいいよ

重症になりやすい感染症

かぜと初期症状は似ていますが、肺炎や脳炎へ悪化することもあるインフルエンザとはしか。症状が出たら、すぐに医師にかかりましょう。

インフルエンザ

秋冬から春先に流行するインフルエンザは、短期間で広範囲に感染します。症状は、高熱が急に出て、関節炎や筋肉痛など全身症状が重く出ます。下痢や嘔吐など胃腸症状をともなうこともあるので、注意しましょう。

はしか

38度以上の発熱やせきからはじまり、3～4日目には頬の内側に白い水疱ができます。顔や首のあたりに淡紅色の発疹が現れ、胸やおなかに広がります。1歳を過ぎたら必ず予防接種を。

せき

激しくせき込む時や長引くせきは受診を

のどの痛みやせきが続く時は、うがいやマスクでのどを保湿して悪化させないことが肝心です。また、のどの炎症が悪化し、気管支や肺に炎症が広がると、せきが止まらなくなり高熱が出ます。また、体に熱がある時は体を冷やすナシ、柿を。寒気がする時はニンニク、ショウガ、ネギを食事に取り入れましょう。

せきが出る子どもの病気

かぜ・インフルエンザ
鼻づまり、鼻汁、発熱など、乳幼児は嘔吐やけいれんだけの場合も。

気管支炎
かぜに続いておこり、せきや痰、発熱あり。

小児ぜんそく
夜中に発作が起こりやすく、時には呼吸困難に。

乳児肺炎
食欲不振、高熱、せき、下痢、嘔吐、けいれんも。

百日ぜき
かぜのような症状の後、けいれん性のせきの発作が続き、顔がはれます。

炎症を抑えて痛みが和らぐ

レンコン汁

材料　レンコン…300g
ハチミツ…適量

作り方
1 レンコンはよく洗って、皮付きのままおろし金ですりおろします。
2 1をガーゼに包んでしぼれば、できあがりです。

※飲みにくい場合は、ハチミツを加えて飲みます。

のどを潤してせきを止める

ナシと柿のホットジュース

材料　ナシ…50g
柿…50g
湯…100mℓ

作り方
1 ナシと柿は小さく切り、ミキサーにかけます。
2 コップに注いで、湯を加えて軽く混ぜます。

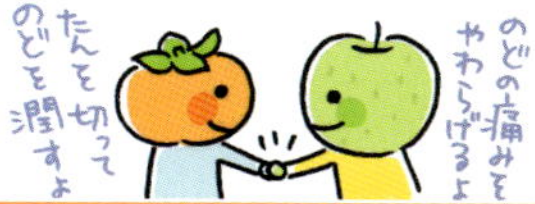
たんを切ってのどを潤すよ
のどの痛みをやわらげるよ

鼻づまり

マスクを着けて のどの炎症を予防

鼻の粘膜が腫れて鼻腔が狭くなった状態が鼻づまりです。症状がひどくなると口呼吸となって、のどにも炎症が起こるようになります。マスクの着用でのどを乾燥させないようにしましょう。鼻の粘膜の強化には、ビタミンAやビタミンCを補給することが効果的です。ネギに含まれる硫化アリルや大根の辛味成分などは鼻づまりに効きます。

鼻の粘膜の炎症を抑える

ネギのみそ汁

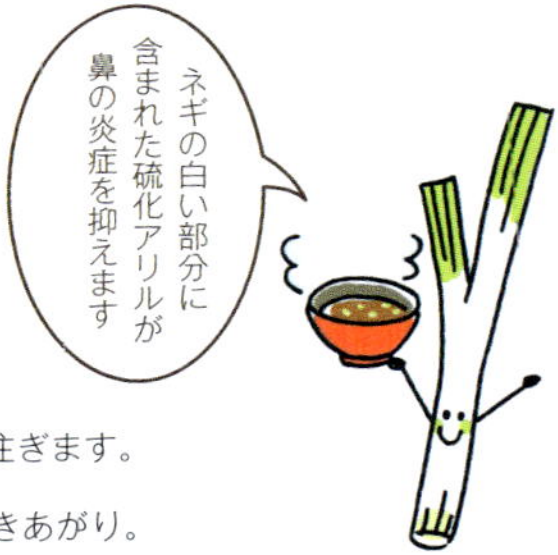
ネギの白い部分に含まれた硫化アリルが鼻の炎症を抑えます

材料　ネギ…適量
　　　みそ… 少量

作り方
1 ネギの白い部分を細かく刻んで茶碗に入れて熱湯を注ぎます。
2 少量のみそを加えたら、できあがり。

細菌を殺して熟睡させる特効薬！

たまご酒

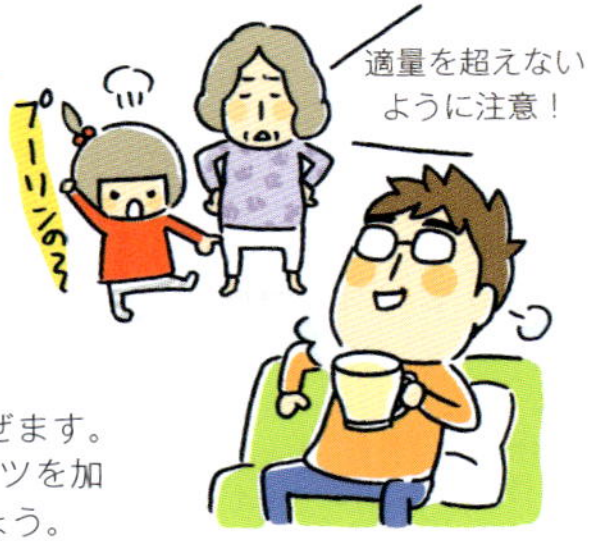
プーリンの〜〜
適量を超えないように注意！

材料　日本酒…180g
　　　卵… 1個
　　　ハチミツ… 適量

作り方
1 鍋に日本酒を入れて温めます。
2 1に卵を割り入れてかき混ぜます。とろりとしてきたら、ハチミツを加えて、温かいうちに飲みましょう。

発熱

子どもの熱はマメに水分補給をさせて

子どもは大人にくらべて発熱しやすいので、日頃から平熱を知っておくことが大切です。多少熱があっても、機嫌がよく元気なら心配はいりません。吐いたり、ひどい下痢がなければ、消化のよいスープやおかゆを食べさせて体を温めて、休ませましょう。熱が出た後は脱水症状を起こしやすいので、水分を補給することもお忘れなく。

発熱から考えられる病気と処置

急に熱が出る	かぜ	頭を冷やしながら、安静に寝かせます。水分補給しながら、消化のよいものを食べさせましょう。
	扁桃炎	のどが痛むのでのどごしのよいものを食べさせます。高熱になりやすいので、解熱剤をもらいましょう。
	中耳炎	乳児の場合は原因が分かりにくいので、耳だれや耳の痛みで症状を判断して病院へ行きましょう。
3日間微熱が続く	はしか	せき、目やにに注意して、顔に発疹が出たら病院へ行きましょう。
急に高熱が出る	日射病	水分をたっぷり補給して、涼しいところで安静に寝かせます。頭を冷やしてあげるとよいでしょう。

利尿作用があり体を冷やす

キュウリもみ

材料　キュウリ…40g
シソ… 1 枚
塩… 少量

作り方

1 キュウリは薄くスライスします。シソは千切りにします。

2 キュウリ、シソ、塩を混ぜて軽くもみます。

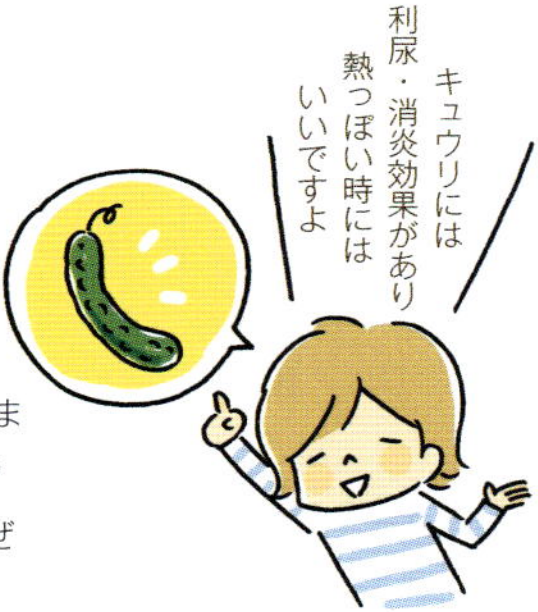
キュウリには
利尿・消炎効果があり
熱っぽい時には
いいですよ

下痢・嘔吐

消化がよい食事で体を温めて安静に

子どもが吐き下しなどの胃腸障害を起こす場合は、ほとんどが細菌やウイルスによる流行性の感染症です。消化がよいものを与えて、安静にしましょう。また、ふだんから子どもの便の色や形、においなどを把握することが必要です。食欲があって元気ならば、しばらく様子を見ましょう。ただし、症状が重い場合は、いずれも病院で診察を。

下痢・嘔吐から考えられる病気と処置

吐くよりも下痢が多い	消化不良症	かぜによる下痢が考えられます。脱水症状を防ぐために水分補給をしましょう。
強い吐き気がある	白色便性下痢症	消化不良の一種なので、水分の補給をします。落ち着いてから、消化のよいものを食べましょう。
みぞおちを痛がる	食中毒	下痢、嘔吐がはげしい時は、水分補給をして流動食を与えます。
突然、何度も吐く	アセトン血性	水分を補給しながら様子をみます。神経質の子どもに多いので騒ぎ立てないようにします。

体を冷やすものは厳禁

下痢や嘔吐のある時は、体を冷やすアイスクリームやジュースは厳禁です。また、食べものでも、体を冷やすものは避けましょう。例えば、トマト、ナス、キュウリ、冬瓜の野菜類、アサリ、シジミ、カキなどの貝類、スイカ、柿、メロンなどの果物は体を冷やします。

落ち着いたら、食事は刺激が少なく、消化のよいものを少量ずつ食べさせて様子をみましょう。

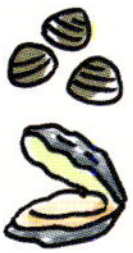
貝類

野菜

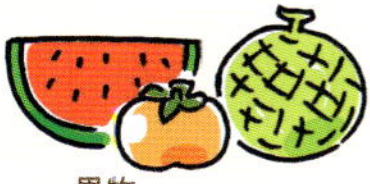
果物

刺激が少なく消化がよい

りんごのくず煮

材料　りんご…50g
レモン…15g
ハチミツ…大さじ２
水溶き片栗粉…小さじ１

作り方
1 りんごはひと口大、レモンは皮をむいて切ります。
2 鍋にりんご、レモン、ハチミツを入れて煮ます。
2 やわらかくなったら、水溶き片栗粉を入れて完成。

整腸作用バツグン！

さつまいもヨーク

材料　さつまいも…50g
りんご…50g
ヨーグルト…100g
豆乳…1/4 カップ

作り方
1 さつまいもは皮を厚めにむいてゆで、りんごも切ります。
2 ヨーグルト、豆乳、1 をミキサーにかけます。

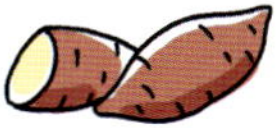

香りと酸味で食欲 UP

梅そうめん

材料　梅肉…２個
シソ… ５枚
そうめん… ３束
めんつゆ… 適量

作り方
1 梅肉はたたき、シソは千切りにします。
2 たっぷりの湯でそうめんをゆでて水を切ります。

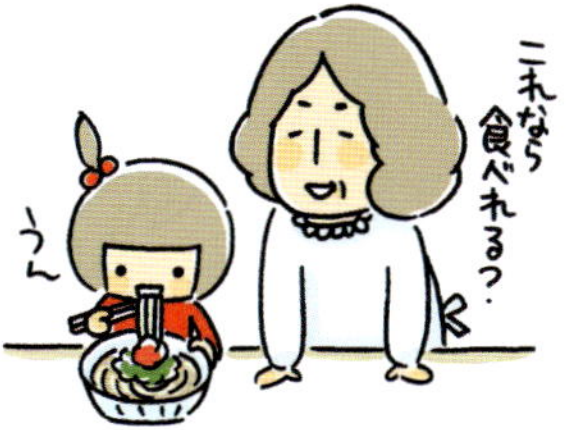

3 2 を皿に盛って梅肉とシソをのせ、上からめんつゆをかければ完成です。

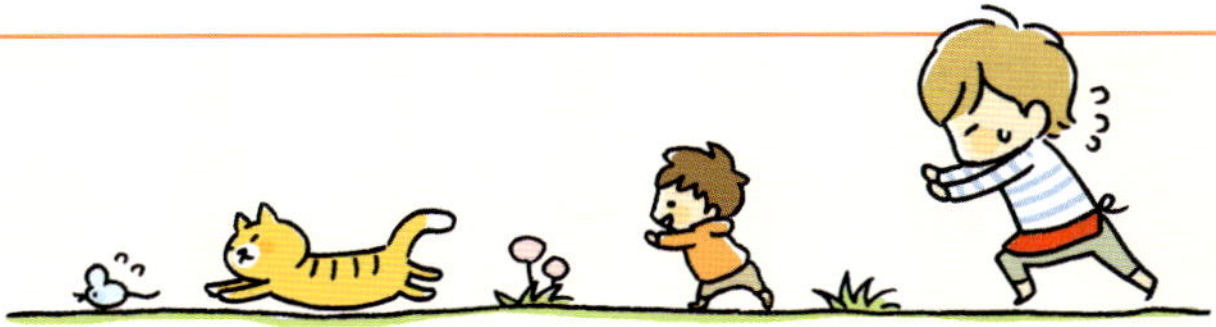

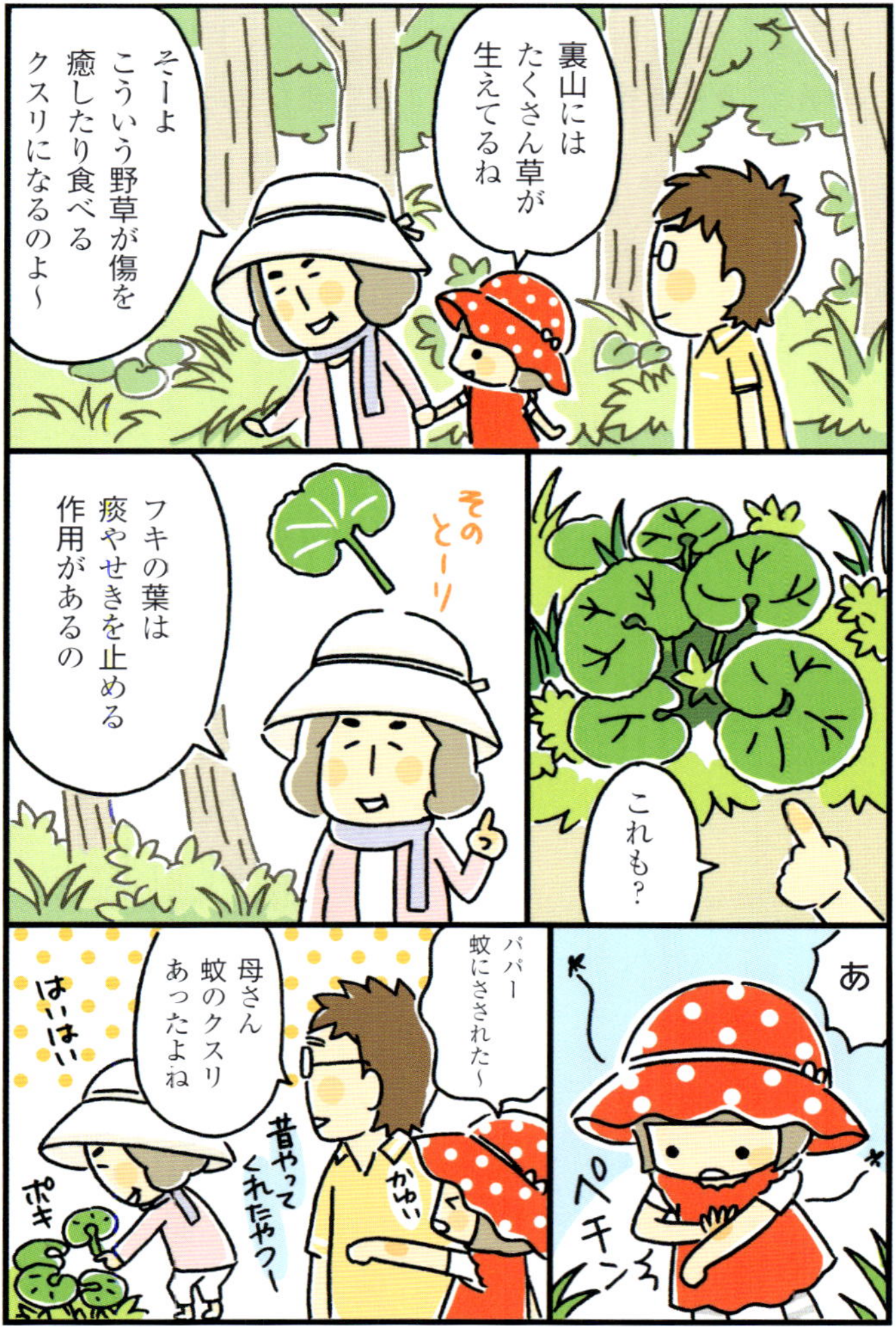

裏山にはたくさん草が生えてるね
そーよ こういう野草が傷を癒したり食べるクスリになるのよ~
これも?
そのとーり
フキの葉は痰やせきを止める作用があるの
あ
ペチン
パパー 蚊にさされた~
かゆい
母さん蚊のクスリあったよね
昔やってくれたやつー
はいはい
ポキ

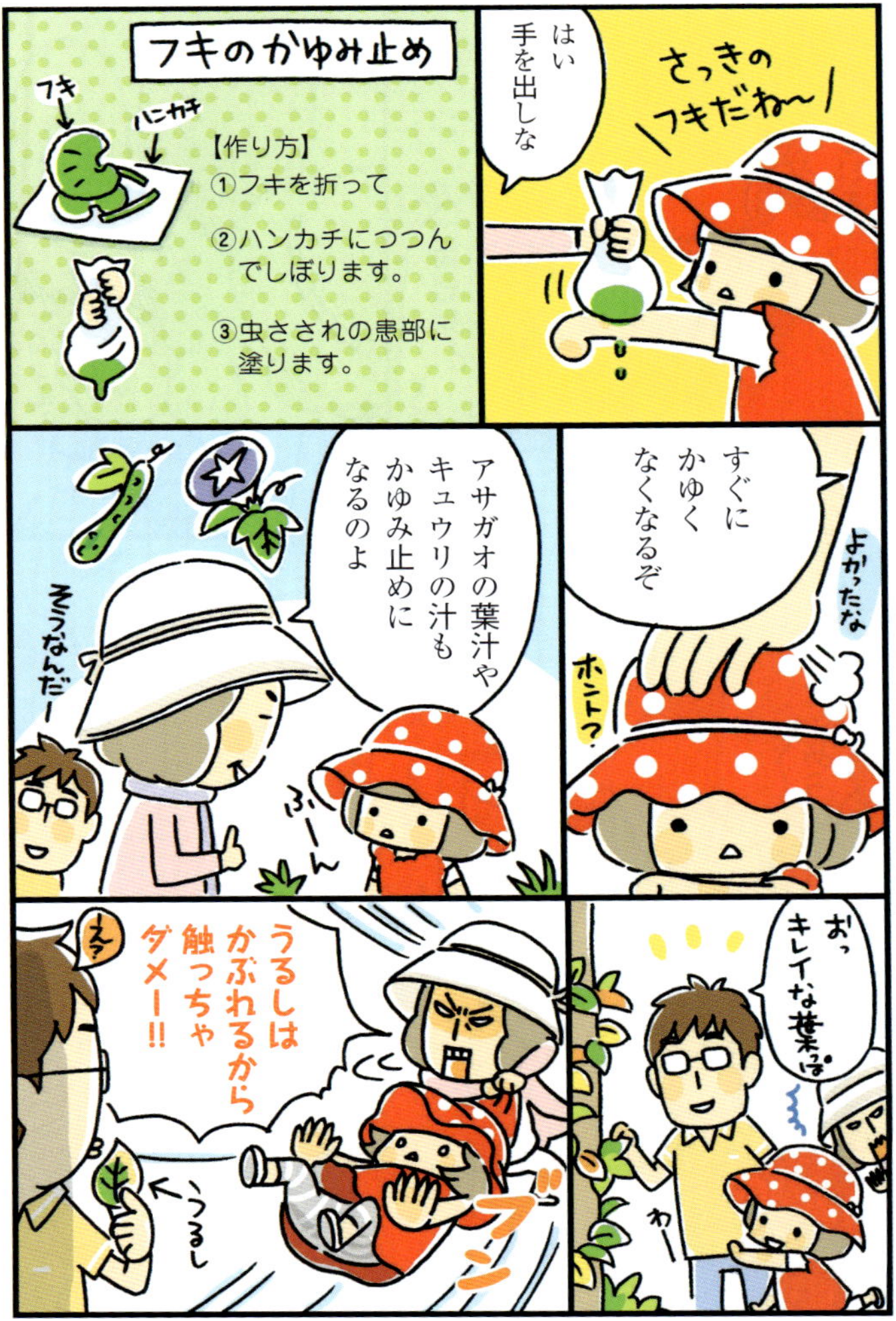

はい 手を出しな
さっきのフキだね〜!
フキのかゆみ止め
フキ
ハンカチ
【作り方】
①フキを折って
②ハンカチにつつんでしぼります。
③虫さされの患部に塗ります。
すぐにかゆくなくなるぞ
よかったな
ホントっ?
アサガオの葉汁やキュウリの汁もかゆみ止めになるのよ
そうなんだー
ふーん
おっキレイな葉っぱ
わー
うるしはかぶれるから触っちゃダメー!!
え?
うるし
ブン

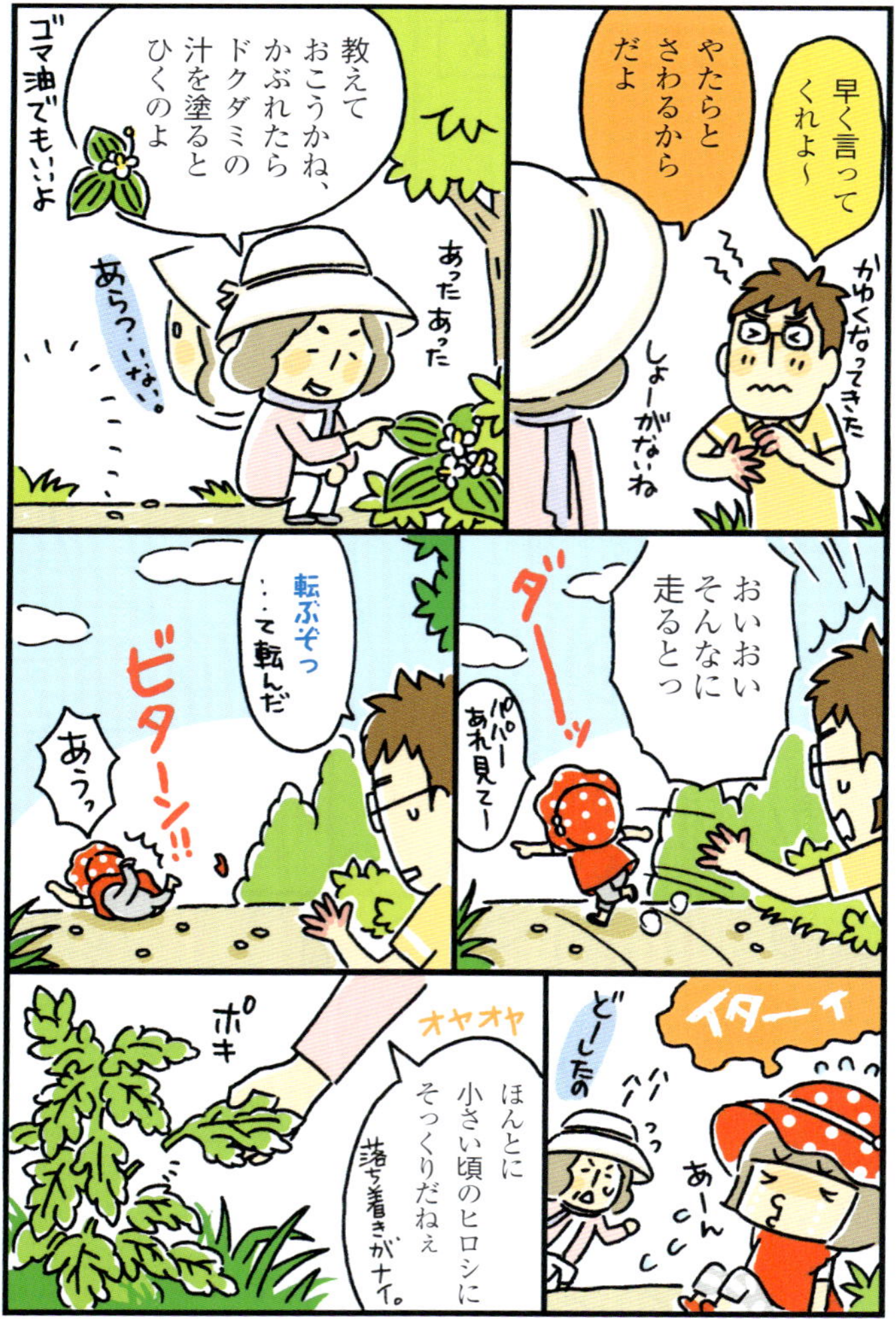
早く言ってくれよ〜
やたらとさわるからだよ
かゆくなってきた
しょーがないね
教えておこうかね、かぶれたらドクダミの汁を塗るとひくのよ
ゴマ油でもいいよ
あったあった
あらっ・いない。
おいおいそんなに走るとっ
ダーーッ
パパーあれ見てー
転ぶぞっ
…って転んだ
ビターン!!
あうっ
イターイ
どーしたの
あーん
オヤオヤ
ほんとに小さい頃のヒロシにそっくりだねぇ
落ち着きがナイ。
ポキ

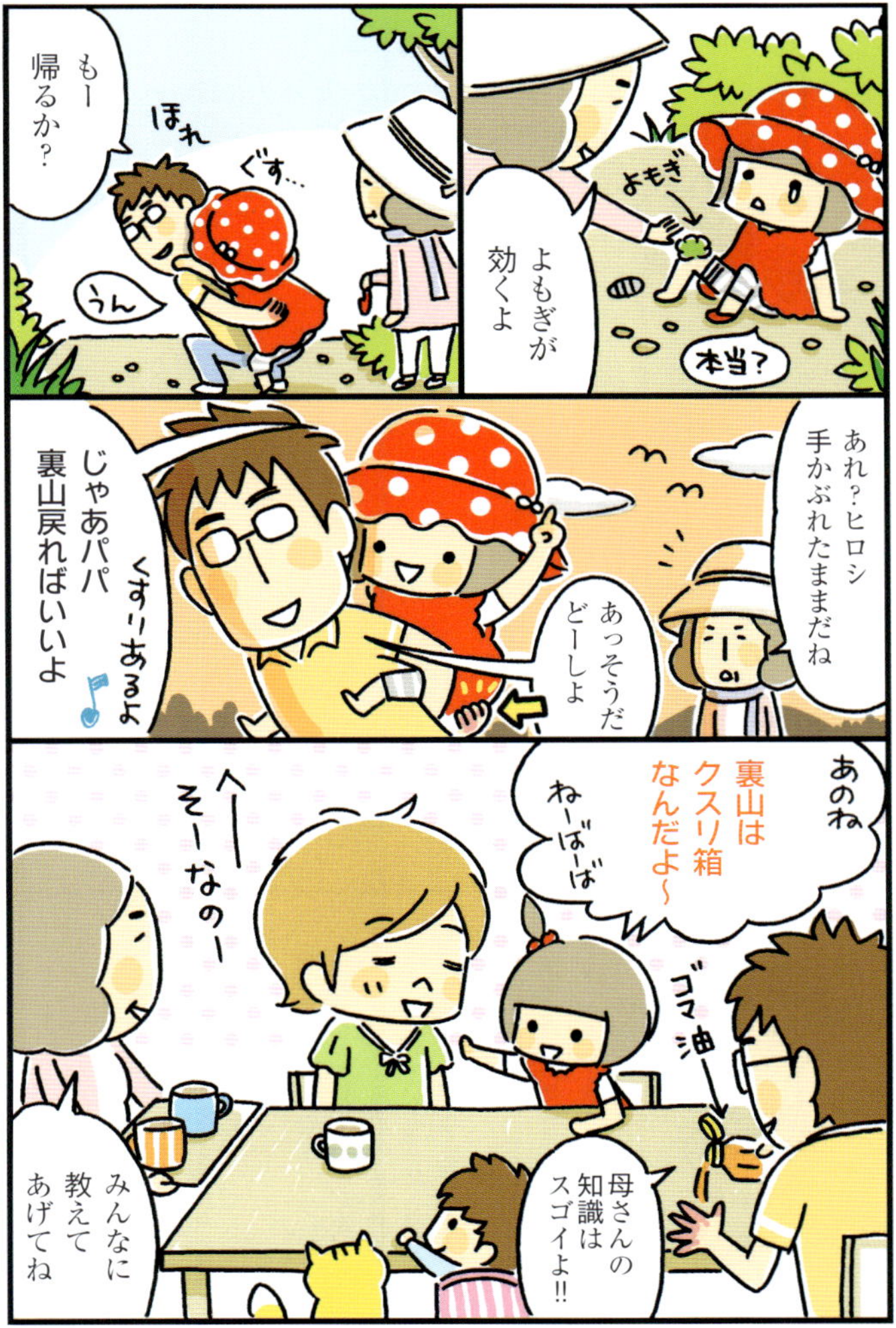
よもぎ
よもぎが効くよ
本当？
もー帰るか？
ほれ
ぐす…
うん
あれ？ヒロシ手かぶれたままだね
あっそうだどーしよ
じゃあパパ裏山戻ればいいよ
くすりあるよ
あのね裏山はクスリ箱なんだよ〜ねーばーば
へーそーなのー
ゴマ油
母さんの知識はスゴイよ!!
みんなに教えてあげてね

外用薬になる食べもの

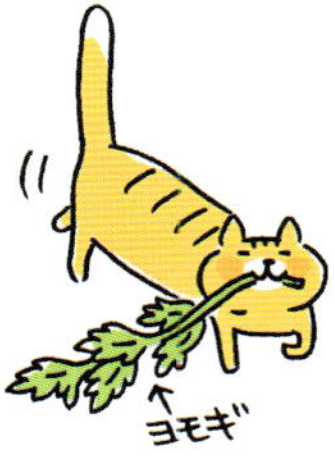

病気の時だけでなく、ケガをした時にも身近なものを外用薬として使うことができます。ただし、症状がひどい場合はすぐに病院で手当を受けましょう。

虫さされ

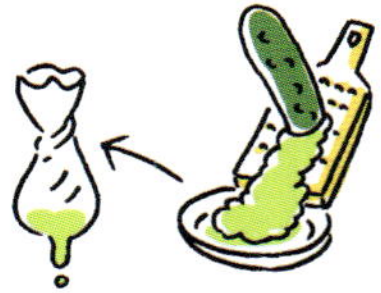

キュウリ

キュウリをすりおろし、そのしぼり汁を患部に塗ります。※消炎作用があり、切り傷・やけどにも効きます。

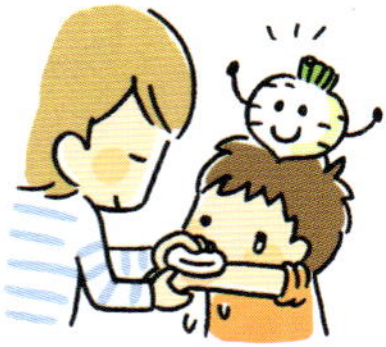

カブ

カブをすりおろし、そのしぼり汁を患部につけます。※解毒作用があり、虫さされの他、しもやけやあかぎれにも効きます。

ケガの応急処置

・虫さされ
虫にさされたら、まず流水や石けんで洗い流すこと。患部を消毒し、清潔に保つことが大切です。

・切り傷
傷口が汚れていると雑菌が入ったりするので、流水で患部をよく洗い流します。出血している場合は、患部を清潔にした後、押さえて止血します。

・やけど
流水や氷水で患部を30分ほど冷やします。皮膚に衣服がくっついている場合は、衣服の上から冷やすように。

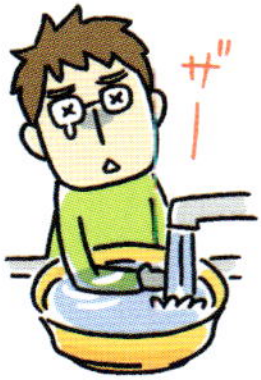

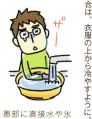

患部に直接水や氷をあてないこと

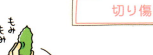

切り傷

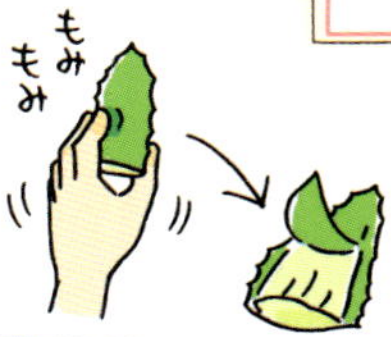

アロエ

アロエの葉をよくもみ、皮をむいて患部に貼ります。※殺菌力があり、皮膚の細胞を活性化して自然治癒力を高める効果があります。また、ヤケドにも効きます。

ニンニク

ニンニクをすりおろして、そのしぼり汁を水で３～５倍に薄め、ガーゼにしみこませたものを傷口にあてて固定します。※消毒効果がありますが、激しい刺激がある場合はすぐにはずして流します。

やけど

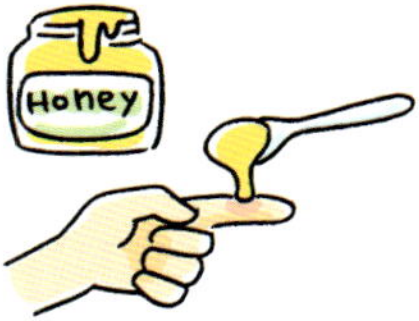

ハチミツ

症状が軽い場合は、患部にハチミツを塗ります。※皮膚の健康維持に役立つビタミン群が豊富で、水ぶくれや傷跡ができにくくなります。

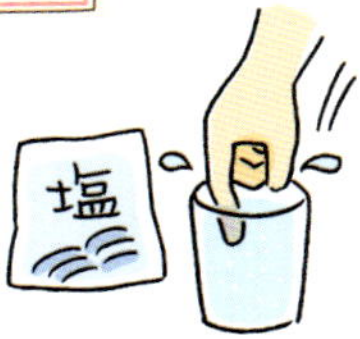

塩水

海水ぐらいの濃度（約３%）の塩水を作り、患部を浸します。※痛みを鎮め、水ぶくれもできにくくなります。

［参考文献］

食べて治す医学大事典（主婦と生活社）／食べて治す・自分で治す大百科（主婦の友社）／元気な赤ちゃんが育つ安産ごはん（ベネッセコーポレーション）／子どもの病中・病後おいしいメニュー（西東社）／からだによく効く食べもの事典（池田書店）／体にいい栄養と食べもの事典（主婦の友社）／病気・症状別クスリになる食材事典（土屋書店）／野菜の効用事典（明治書院）／アンチエイジング食材ベスト100（講談社）／食べて治す・食べてやせるメニューBOOK365日（保健同人社）／見てわかる！栄養の図解事典（PHP研究所）／世界の薬食療法ーくすりになる食べ物ー（法研）／ひとめでわかる病気別食事療法（日東書院）／台所は家庭の薬局!!薬になる食べ物100選・100メニュー（徳間書店）／食事で治す本（角川春樹事務所）／［医者いらず］の食べ物事典（PHP研究所）／食べるクスリー野菜・くだもの事典ー（三笠書房）／クスリになる食べものハンドブック（リベラル社）／気になる症状別野菜の食べ方・選び方（彩流社）他

※本書は2010年に小社より発刊した「クスリごはん」を文庫化したものです

おいしく食べて体に効く!
クスリごはん

ヘルシーライフファミリー
「医食同源」の考えのもとに、健康と食との関わりを研究しているグループ。医師や栄養士、料理研究家など、さまざまなメンバーが集まって情報交換し、健康と食に対する知識を深め合っている。

イラスト
ねこまき（ms-work）

カバーデザイン
宮下ヨシヲ（サイフォン グラフィカ）

本文デザイン・撮影
ミツトモ

編集
中村良子・伊藤光恵（リベラル社）

2018年1月22日　初版
2022年2月17日　再版

編　集　ヘルシーライフファミリー
発行者　隅　田　直　樹
発行所　株式会社 リベラル社
〒460-0008
名古屋市中区栄3-7-9 新鏡栄ビル8F
TEL 052-261-9101　FAX 052-261-9134
http://liberalsya.com

発　売　株式会社 星雲社（共同出版社・流通責任出版社）
〒112-0005
東京都文京区水道1-3-30
TEL 03-3868-3275

ISBN978-4-434-24237-3　C0177　217003